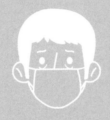

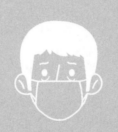

京禾中醫診所院長
陳俊如———著

逆轉
發炎體質

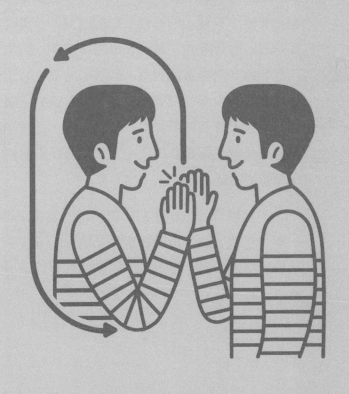

帶你從體質的角度，
來認識自己的身體狀態

—— 林源泉 ——
台北市中醫師公會理事長

　　認識俊如醫師已將近十多年之久，從其早期的通俗醫學書籍到近期的出版作品，看得出一位優秀的醫師在學術歷程與臨床經驗上的思路不斷地前進。本書提到在人體的奧妙裡，中醫學的「體質」理論扮演著一個重要的角色，若比喻為一幅複雜的繪畫，體質即是其中的色彩與紋理，影響著整幅畫面的美麗與和諧。從中醫的深遠智慧裡，我們可以汲取許多關於體質的寶貴知識，這些知識帶領著每個人更妥善地照顧自己，並進一步預防疾病的發生，以及保持身心的健康。

　　「身體是一座小宇宙，體質是其靈魂之窗。」這句話提醒了我們，身體是一個微妙又神奇的系統，受到遺傳和環境的雙重影響，體質則如同指南針一樣，引導我們走上健康之路。

在體質的分類中，本書提到了全新的概念「平、虛、濕、痰、瘀、結」六大類型。這些分類並不僅僅是理論上的概念，而是對我們健康狀態的一種警示。從平和體質到結滯體質，這是由健康到疾病的過程，作者以深入淺出的方式講解中醫的觀念和理論，告訴每個人如何照顧自己的身體狀態，以免健康逐漸惡化。

「治未病」是中醫觀念裡的一句至理名言，強調預防勝於治療。從體質的角度來理解自己的身體特點，有助於我們提前預防疾病的發生。正如一位智者所言：「明智者看見問題的發生，智慧者看見問題的消失。」而本書則扮演了讓我們維護健康的最佳橋樑，提醒大家保持警覺，隨時調整自身的生活方式。

最後，我們要知道，雖然大家有自己所屬的體質，卻也是會變動的。正如大自然的萬物一樣，身體也充滿了變化與活力。通過適當的調整和照護，大家可以試著改變自己的體質狀態，朝著更健康的方向邁進。俊如醫師的這本書，想必能夠讓廣大的讀者，更深入理解中醫學是如何詮釋「體質」的差異，並找出個人化的治療方式。

目錄

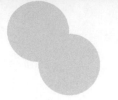

2 自我體質檢測
——檢視你的發炎狀態

3 「平」性體質
——精力充沛、積極樂觀

4 「虛」性體質

──畏寒乏力、氣血不足

5 「濕」性體質
——油光滿面、多痘多瘡

6 「痰」性體質
——身體肥胖、經常便祕

7 「瘀」性體質

——形體消瘦、容易感冒祕

8 「結」性體質
——肌肉僵硬、急躁煩悶

9 以均衡運動，來有效改善體質

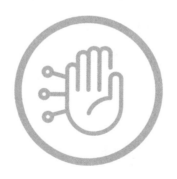

Chapter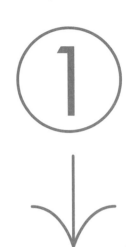

現代人
疾病的根源

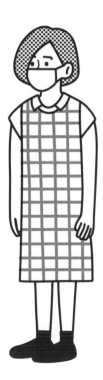

疾病的本質是什麼？談蹺蹺板平衡

人的一生，永遠會歷經生、老，病，以及人生的終點。只要生命存在，就必定會遇到大大小小身體不適的疾病狀態。我們仔細回想便會發現，小病從環境中的微生物、各式病原體感染的大小感冒、流感，以及這幾年全球風行的 COVID-19 等等，都是人體與環境相互不斷在適應的過程中，身體所產生的各種反應。然而，近年來卻開始出現了高血壓、高血糖、高尿酸、高血脂、自律神經失調……甚至各種免疫系統失調與癌症，這些非得靠藥物才能穩定控制的疾病。

我時常會以「不平衡的蹺蹺板」，來解釋疾病的本質。健康的身體，如同兩端平衡的蹺蹺板，當蹺蹺板傾斜 30 度時，還可以輕易回到平衡，不過一旦傾斜到 60 度甚至 90 度，就要花上更大的力氣才能拉回平衡。

換句話說，只傾斜 30 度時，或許透過自我調理，不用依靠藥物就可以輕鬆讓身體恢復正常運作；然而，一旦傾斜超過 45 度，光靠自我的修復能力可能就不夠了，但由於這時候仍屬於「亞健康」的狀態，透過適當的醫療方式還能夠推身體一把，協助我們將平衡再度

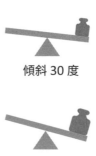

傾斜 30 度

傾斜 45 度

拉回；不過，若傾斜到90度時，恐怕就得終生依賴藥物以維持機能了，也就是服用長期慢性處方箋。

⊘ 啟動身體的自癒能力

在門診中，我時常會告訴患者，如果服用藥物真的可以讓疾病改善7至8成，停止用藥後還可以維持6到7成的正常機能，這樣的治療才是有意義的治療，否則，就只是過一輩子的「藥罐人生」。

無奈的是，大部分的西藥難以有效改善身體疾病，特別是針對一些退化性疾病，有些藥甚至只會越吃越多……不過，以現代醫學的角度來看，一旦罹患了某些疾病，確實是不容易逆轉，比方說糖尿病。然而，如果大家的生活及飲食習慣，在生了病之後依舊沒有任何改變與調整，那麼，也就不能埋怨「為什麼吃藥都不會好了」。

因此，在本書中，我要告訴各位的是，人類「聰明的身體」其實都有一定的自癒能力，至於該如何啟動身體的自癒能力，則**可以透過自然療法，包括中藥、針灸、運動、飲食、睡眠以及良好穩定的情緒來啟動**。任何的藥物都不如身體自己恢復來得有效，而服用中藥的目的也是為了啟動自我修復力，比方說，植物性的中藥來自大自然的精

華，服用中藥等於是間接藉由大自然的力量，來改善身體小宇宙的不平衡狀態。

此外，透過正確的保健觀念以及改變過去不適當的習慣，相信大家能夠漸漸改善目前的健康狀態。值得一提的是，身體的健康狀態會隨著年齡而逐漸衰退，這是生物自然的老化現象，如同一台老車，性能和可操控性絕對不如新車來得優秀。因此，面對身體的自然老化，我們該如何做到自我保養與調理，讓人生過得有品質，而不是晚年以後只能在輪椅上或床上度過呢？我想，這才是每個人要努力追求的目標。

如果自我調養以後，長期下來身體狀況依舊沒有改善，建議大家還是要去尋求專業醫師的治療及諮詢，畢竟專業醫療人員擁有豐富的經驗，千萬不要自己當醫生，而延誤了病情。

慢性發炎會有什麼症狀？

接著，回到本書的主題。事實上，許多現代疾病都是由慢性發炎造成的，為了保持健康，我們首先要認識「何謂發炎」以及它對人體帶來的影響。

慢性發炎是一種體內的免疫反應，其特點是發炎反應持續存在數週、數月，甚至數年。與急性發炎不同，**慢性發炎是持續性的炎症狀態**，通常是體內對某種慢性刺激或持續性損傷的反應。

　　慢性發炎的過程與多種細胞相互反應有關，包括白血球、巨噬細胞、淋巴細胞等。這些細胞會釋放各種化學物質，如細胞激素和細胞因子，來進行交互作用並調節免疫反應。

　　在慢性發炎的過程中，細胞會釋放細胞因子，如腫瘤壞死因子 α（TNF-α）、白血球介素 -1β（IL-1β）等。是這些化學物質促進了發炎反應，吸引其他免疫細胞進入受損區域並引起血管擴張，血管擴張會導致局部血流增加，而血管通透性增加，也會讓白血球和其他免疫細胞滲入受損組織。

　　因此，長期的慢性發炎容易導致組織損傷和纖維化。在慢性發炎的過程中，**免疫細胞可能無法完全有效地清除引起發炎的刺激物**，使得這些細胞在受損組織中漸漸累積，進一步增加了炎症的後續反應。

　　簡單來說，慢性發炎猶如身體的小火苗，會在許多地方放火，但是，往往不容易覺察，許多人都等到著火時，才發現已經一發不可收拾了。最常見的慢性發炎症狀，包

括黏膜系統發炎，小從口腔黏膜的潰瘍、過敏性鼻炎、胃發炎、皮膚搔癢等，嚴重一些的如同肥胖症、子宮肌瘤、子宮腺肌症、高膽固醇血症、糖尿病、高尿酸、關節炎、記憶力減退、失智……再者甚至包含各式各樣的腫瘤等等，這些都源自於身體的慢性發炎所造成的。

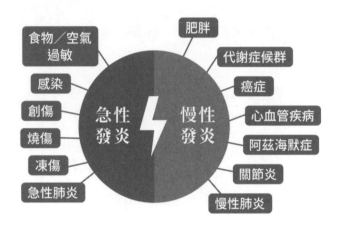

現代人為何深受慢性發炎所苦？

那麼，人為什麼會生病呢？為何會出現慢性發炎？其中最大的問題在於過往習慣的累積。身體通常不會立刻發生問題，卻會在一點一滴積累各種狀況後才出現疾病。然而，最困難的往往不是治療疾病本身，而是改變生活作

息，就像對於喜歡飲酒的人來說，要戒酒非常不容易一樣。即使有些書會教導大家利用21天就可以改變習慣，但相信有實際執行過的人便會知道，這並沒有那麼簡單。

慢性發炎的潛在成因有哪些？

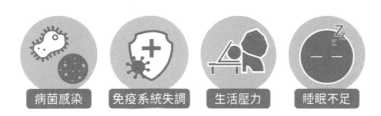

病菌感染　免疫系統失調　生活壓力　睡眠不足

　　而現代人容易生病的主因，大多是源於「沒睡飽、壓力大、沒時間、沒體力」這四點。

◆ 痛點一：睡眠不足

　　身為都會區的上班族，最大的困擾往往是睡眠嚴重不足，每天永遠有忙不完的事情，身上肩負著諸多的壓力，更導致睡眠品質越來越差。早上起床後，常常感覺沒睡飽，即使想去運動，卻又抽不出時間，不然就是下了班以後，早已筋疲力盡，根本提不起勁再出門運動。

　　「去看醫生，醫生叫我多運動、多休息，很無奈我就是做不到」，這想必是許多人的心聲吧。

◆ 痛點二：壓力大

壓力不只來自於工作或經濟狀況。許多人屬於三明治族群，家中有長輩，亦有稚子要照顧，還要為了每天的工作而忙得團團轉，就算遇到連假或過年，也無法好好地放鬆，讓自己喘口氣。尤其是處在三代同堂的家庭，即使下了班回到家，依然要面對長輩及小孩。在這種日復一日的生活之下，導致長久以來無法擺脫這樣的壓力循環。

◆ 痛點三：時間永遠不夠用

你是否連午休時間也沒辦法好好安靜地吃一頓飯，時常一進公司，坐到辦公室椅子上就開始埋頭工作？早餐沒時間吃、沒空喝水、忘記上廁所，等到好不容易有空，已經快接近中午了。再加上總是忙到晚餐變宵夜才下班，吃完之後甚至消化還沒完全就要準備睡覺，長時間下來，連胃都出狀況了。

◆ 痛點四：沒有充足的體力

由於科技產品的進步，許多人就算回到了家，好不容易有休息時間也會繼續使用各種電子產品，像是瀏覽社群媒體、玩線上遊戲等等，許多人的理由是認為這樣可以紓壓，但是長時間過度使用眼力，身體依舊沒有活動，到最後還是會導致自己無法建立健康的狀態。

這些因素久而久之累積下來，會造成身體的免疫系統潰堤，小從無止境的慢性疲勞到黏膜反覆發炎，嚴重一些還可能出現自律神經失調的問題，如果沒有好好正視身體的警訊，更大的發炎狀況就會接踵而至。

慢性發炎會引起哪些問題？

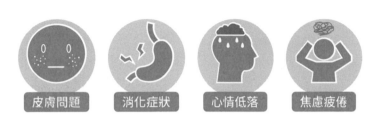

皮膚問題　　消化症狀　　心情低落　　焦慮疲倦

Point

到了某個年紀之後，身體比較容易發炎嗎？

一般而言，隨著年齡的增長，人體的免疫系統和炎症反應可能會發生一些變化。老化會影響到免疫系統的功能，使其不如年輕時那樣敏感與高效能，還可能導致身體對感染和其他疾病的抵抗力下降，容易出現慢性炎症。

在老年族群當中，常見的身體狀況之一就是「慢性炎症」，這種狀態被認為與一些慢性疾病的發展有關，例如膽固醇偏高、心血管疾病、糖尿病和退化性關節炎等。

🧠 為什麼有些人的身體會反覆發炎？

許多人常常會在身體恢復之後，很快又再次出現不舒服的症狀，如此循環往復，這到底是出於什麼原因呢？要了解這個問題，我們需要先認識一下免疫系統的運作。人體免疫系統可分為兩部分，分別是「先天免疫系統」和「後天免疫系統」。

先天免疫系統的特色是反應速度快，通常是最早趕到現場的免疫細胞們，主要參與免疫反應的細胞是嗜中性球（neutrocytes）、巨噬細胞（macrophages）等。只要它們一抵達戰場，就會大口吃掉入侵的病原體。除了速度外，另一特色是先天免疫的細胞們不具備記憶力，一場仗打完就解散，每次戰鬥都猶如全新的開始。而其中也有部分細胞，會在後天免疫系統中兼差，例如樹突細胞（dendritic cells）、巨噬細胞等，在後天免疫裡擔任傳令兵。先天免疫系統屬於人體健康的第一道防線，是每個人與生俱來就擁有的抵抗力，屬於廣泛性的保護機制，例如皮膚屏障及呼吸道的黏液等等。

後天免疫系統則因為需要由抗原呈現細胞（antigen-presenting cell, APC），例如樹突細胞、巨噬細胞等傳遞抗原（antigen，即病原體的碎片，可誘發免疫細胞分泌抗體）後，才能活化後續的免疫反應，因此，在面對外

來病原體時速度不如先天免疫系統，但最大的強項是具備「記憶力」。第一次遇到病原體後，後天免疫系統就會形成記憶性淋巴球，在之後的歲月裡，若遭遇相同敵人，免疫系統便可以更快速、大幅度地擊退外敵。它的主要夥伴是 B 細胞（B cell）、輔助 T 細胞（helper T cell, CD 4+ T cell）、殺手 T 細胞（killer T cell, CD 8+ T cell）等等。

▼ 免疫系統分類

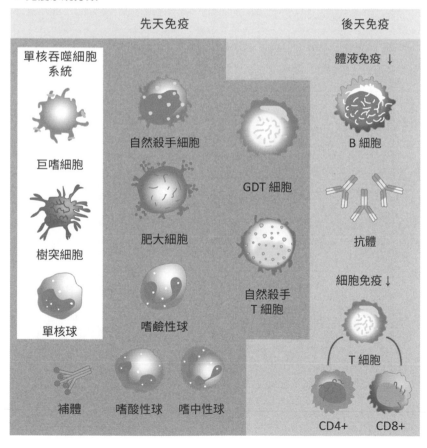

先天免疫　　　　　　　　後天免疫

單核吞噬細胞系統

巨噬細胞

樹突細胞

單核球

自然殺手細胞

肥大細胞

嗜鹼性球

GDT 細胞

自然殺手
T 細胞

體液免疫 ↓

B 細胞

抗體

細胞免疫 ↓

T 細胞

CD4+　CD8+

補體　　嗜酸性球　嗜中性球

而人體出現反覆慢性發炎的情況，是由於多種因素相互影響的關係，包括先後天免疫反應將在不同的情況下啟動運作，但是會以「先天免疫系統中的巨噬細胞」功能為主，通常是源自於「巨噬細胞的運作效率不如預期」，原因整理如下表：

先天免疫系統問題	一些人可能患有免疫系統失調的疾病，如自體免疫疾病，這可能導致免疫系統攻擊正常組織，引發慢性炎症。例如，類風濕性關節炎、紅斑性狼瘡等疾病就屬於自體免疫性疾病。
持續反覆的慢性感染	一些感染可能難以完全清除，或者在身體內反覆發作，清除外來感染物質需要巨噬細胞協助，這恐怕會引起長期或反覆的炎症。其中，慢性感染可能包括牙周病、慢性支氣管炎等等。
遺傳因素	每個人先天上遺傳的體質強弱不同，體質孱弱者更容易受到環境因素的影響而引發炎症。家族中有自體免疫性疾病，或其他發炎性疾病的歷史可能會增加個體患上這些疾病的風險。
生活因素	包括營養不良、缺乏運動、不足的睡眠和過大壓力，都可能影響到免疫系統的功能，使身體更容易發炎。
環境因素	某些環境因素，比方說，空氣污染、化學物質和飲食中的某些成分，都有可能引起或加劇身體的炎症反應。
年齡	隨著年齡的增長，免疫系統功能或許會下降，使老年人更容易發生慢性或反覆的炎症。

⊘ 中藥迷思破解

　　隨著資訊越來越發達，近幾年也引發了現代人對中醫、中藥的各種討論，甚至有媒體曾報導過「中藥會導致人中毒」的新聞，加深了大家對中藥的疑慮。尤其是新冠肺炎盛行期間，經常出現相關的討論，接下來，將針對幾個常見的迷思來詳細說明。

◆ 迷思一：吃中藥安全嗎？

　　所有的中草藥都來自於大自然，包括動植物、礦物，真菌類……所有在典籍上有記載的中藥，都是經過數千年的使用經驗以及不斷反覆驗證其療效，但是，並不是所有的草藥都是中藥，許多其實是屬於各地方的民間草藥，有些人時常會把民間草藥與中藥混為一談。而民間草藥大多是地方性的植物藥材，使用人口少，使用經驗依各地方有所不同，對於身體的療效也比較無法如同典籍中記載的中藥材來得清楚，甚至連藥物毒性都未必清楚。所以，報章雜誌及媒體也時常分不清楚是中藥材還是民間草藥，民眾誤食後出現問題都認為是中藥有問題，其實並不然。

◆ 迷思二：大家說中藥有重金屬及農藥殘留，事實真是如此嗎？

　　許多人時常誤解長期服用中藥會有副作用，但實際

上並非如此，以科學中藥粉來說，目前的藥粉都是經過GMP 藥廠檢驗合格才可以出貨，因此，重金屬及農藥殘留問題完全不會存在。

而大家所熟知藥效更佳的水煎藥，也就是過去阿公阿嬤會去傳統中藥房配的藥帖，回家後依照一定水量比例放在瓦斯爐上煎煮後的藥液。一般而言，我們服用的是將藥材高溫煎煮後的藥汁，藥渣則會直接倒掉，大家可能不知道，許多植物的重金屬是存在於植物纖維上，並不會隨著煎煮的過程進入藥汁中，再者，經過高溫煎煮以後，大部分農藥都早已揮發掉了，剩下的藥汁其實就是這一帖藥材中的天地精華，是非常珍貴而且比藥粉更有效的，所以大家可以安心地服用。

◆ 迷思三：可以請醫生開藥，自己去藥房配藥，這樣合適嗎？

中藥材種類繁多，臨床上治病的藥材畢竟不是像民間所熟知的四物湯、十全大補湯等等偏向食療的藥材而已。煎煮過程有分先後，煎煮時間也不同，甚至有些治療神經疾患或某些重症的藥材會有小毒。因此，必須透過有執照的醫師開立處方，最好的方式，是請醫療院所的專業藥師代煎，再服用。

簡單來說，藥材的學問非常大，煎煮的過程也很繁

複，建議民眾還是要透過醫師診斷與處方，服用中藥才會有效及安全，千萬不要自行購買來路不明的藥材。

◆ 迷思四：中藥效果很慢，而且吃中藥治療時間通常都很長？

所有的食物、藥物都會經由肝腎代謝，因此，所有我們吃下的中西藥當然都會從肝腎的代謝系統代謝出去，相信許多人在拿到西藥的時候都會看到不少警語，因為西藥大多屬於小分子化學藥物，而且是純化的化學物質，當許多種西藥同時服用，必須準確地知道相關藥物的交互影響，以及藥物濃度對於身體的影響。這些化學物質大多對身體都有一定程度的副作用，但是，因為濃度高，療效快也很正常，所以不可否認的是，西藥服用後的效果確實會比中藥快上許多，通常短期服用無妨，但長期服用就容易對肝腎造成壓力，甚至會有更多副作用出現。

而來自於天然物的中藥，不能說完全沒有副作用，而是因為純度沒有那麼高，對於身體來說，就像是每天攝取蔬菜水果一樣，**相對容易代謝也較沒有化學性的傷害**，再者，水溶性的成分也比較容易被代謝出去。此外，中藥大多是以「方劑」的概念出現，很少只有使用單一種中藥，原因是「方劑」的組成也是古人的智慧結晶，而透過中藥配伍原則「君臣佐使」更已經將藥物的副作用及毒性相互

抵銷掉了。

也就是說，當有副作用或毒性的藥物出現時，會被「方劑」中其它的止毒劑或是調和劑減毒，因此，所帶來的副作用或是毒性對於人體的影響就變小許多了。換句話說，完全無毒的藥物就只能作為食物而無法當成治療的藥物了，所以許多作為食療的中藥材，它們的主要療效往往不是治病，頂多當成養身保健之用。

◆ 迷思五：中藥不能治急症，急症得先去看西醫？

中藥其實不是慢慢調養身體，有時候，中藥對於治療某些急症其實效果相當快，但是濃度一定要夠，例如針對感冒、腸胃炎等急性發炎的效果，甚至比西藥快上許多。不過，大家還是必須要有一個觀念，疾病的產生不是一朝一刻，絕對是經過一段時間累積下來的，要扭轉這樣的狀況也不可能立即見效，因此，在調節免疫功能或是改善慢性發炎時，確實會需要一段時間來幫助我們恢復身體狀況。如同前面提到的蹺蹺板概念，一個已經傾斜的蹺蹺板，要把他拉回平衡，絕對需要花上一些力氣，但是，如果在輕微傾斜時先拉回，就不會等到太嚴重之後還要付出更多的力氣與時間去扭轉不平衡的局面。

所以，中藥治療其實大多是**固本培元**（鞏固且恢復元氣）的方式，時間當然會久，這就完全視你需要治療的是

哪種問題，來論定所需時間的長短。

◆ 迷思六：中醫能治療哪些問題？

　　相信很多人會問說，中醫藥可以治療什麼疾病？其實，中醫內科的強項在於：**感冒、腸胃系統、生殖泌尿系統、免疫系統、自律神經系統**，幾千年的醫學，有非常深厚的理論基礎與臨床實證，只是過去民眾相信西方藥物的原因是，西方醫學的語言屬於這個世代，而傳統中醫的語言並不容易理解，因此，對於大部分的民眾而言，中醫是難以理解的。然而，隨著越來越多的實驗顯示，中醫的許多觀念都陸續地得到驗證了。

　　相信讀者也都知道德國的草藥粉盛行，但是，其實德國的藥草許多跟中藥是一模一樣的呢！這些如果讀者有興趣，可以從下方的德國海德堡藥事博物館照片發現，這些其實幾乎都是中藥常用藥材加上德國當地的草藥，也就是化學藥物形成之前，德國醫藥學發展中所使用的材料。

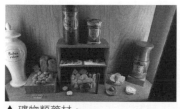
▲ 礦物類藥材。

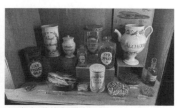
▲ 也有動物類藥材。

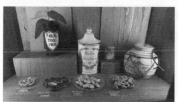
▲ 其它常見中藥材。

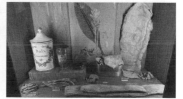

🔖 醫學小講堂：關於服藥的正確知識

慢性病的藥物需要持續長期服用嗎？

有些慢性病藥物其實是多餘的，像是降膽固醇、降血壓、降尿酸等的藥物，都可以透過中藥治療後逐漸減少西藥的使用量，但依每個人的狀況不同，需要在醫師的指示下逐漸減量才行。除了三高藥物，更多人使用的其實是身心科藥物，而且服用身心科藥物的年齡層有越來越下降的現象。

通常身心科藥物不容易戒斷，不過，若能透過中藥一併輔助治療有機會可以減少藥物使用量，因為身心科藥物往往有許多副作用，像是不吃藥可能會整晚無法正常入眠，或是難以正常學習及工作，長期依賴藥物，將嚴重影響大腦的健康。因此，若是從年輕時期就在服用身心科藥物，會建議尋求信賴的中醫師幫協助減藥，否則這藥物只會越吃，服用劑量越重，對於健康未必是件好事。

除了藥物，還有其他的方式能調理體質嗎？

適度運動及均衡飲食是最好的解方，本書中會一直強調要「適度」運動，正確的運動觀念、規律的運動習慣，以及均衡飲食都能幫助身體的蹺蹺板逐漸拉回平衡。運動有某些作用與吃中藥類似，比方說，中醫調理很注

重的血液循環，透過適度的運動也有助於改善全身的循環，因此，當蹺蹺板的傾斜角度只剩下30度時，透過運動及飲食就可以減少其餘藥物的使用了。

看中醫，需要長期看診服藥才有用嗎？

每種疾病治療的時間都不同，中藥治療是從本質做調整而不是單純治標而已。因此，治療時間確實會比較長，通常要抓3個月為一個基本療程，但是，如果疾病的罹患時間已有數年之久，就可能要有心理準備療程會更耗時。比方說，如果只是感冒，吃藥通常一週左右就能痊癒，倒也不必長期看診；但如果是慢性疾病，或睡眠障礙，連西藥都得必須拿長期慢性處方籤且難以完全根治，吃中藥治療一段時間也是必然的。更何況，就算短期使用西藥暫時似乎沒事，但是藥效過後症狀依舊會浮出來，但是，透過中藥來治療則不一樣，若能服用中藥一段時間，待身體平衡恢復後就可以「畢業」了，也不會產生藥物依賴的問題。

自我體質檢測

檢視你的發炎狀態

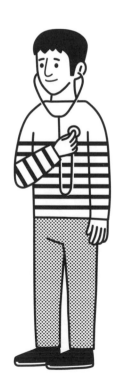

🧠 從歷代中醫名家的觀點來解析體質

中醫體質學說的論述，最早見於《內經》，其後歷代醫家亦有論述。

中醫四大經典之《傷寒論》中提到疾病的傳遞與轉歸，也與體質因素有極大關係。不同體質的人在遭受到「外感」時，也就是遭遇環境中的微生物感染，起初產生的感冒症狀會因為不同的體質而產生相異的症狀。當然，在東漢時期約莫西元二世紀時，《傷寒論》作者張仲景對於體質的分型與近代的分類方式不同，傷寒論的體質分型結合了「六經分型」與「八綱辯證」，八綱即陰、陽、表、裡、寒、熱、虛、實。

而「臟腑理論」則源自於《內經》的「臟象學說」，由「五行」對應「五臟」的理論，之後在金元時期的醫家張元素的「臟腑論治」將臟象理論做了一個承先啟後的貫通，應用在中醫內科雜病的治療主軸。

而本書中提到的中醫體質分類，是根據中國王琦教授的定義：「體質是由先天遺傳和後天獲得所形成，在形態結構、功能活動方面固有的，相對穩定的個體特性，並與心理性格有關。體質表現為生理狀態下對外界刺激的反應和調適上的某些差異性，以及發病過程中對某些致病因子

▼ 臟腑辯證論治形成體系

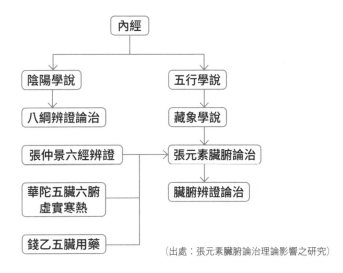

```
                    ┌──────┐
                    │ 內經 │
                    └──────┘
            ┌───────────┴───────────┐
      ┌──────────┐            ┌──────────┐
      │ 陰陽學說 │            │ 五行學說 │
      └──────────┘            └──────────┘
      ┌────────────┐          ┌──────────┐
      │ 八綱辨證論治 │          │ 藏象學說 │
      └────────────┘          └──────────┘
    ┌──────────────┐          ┌──────────────┐
    │ 張仲景六經辨證 ├─────────→│ 張元素臟腑論治 │
    └──────────────┘          └──────────────┘
    ┌──────────────┐          ┌──────────────┐
    │  華陀五臟六腑  │          │ 臟腑辨證論治 │
    │   虛實寒熱    │          └──────────────┘
    └──────────────┘
    ┌──────────────┐
    │  錢乙五臟用藥  │
    └──────────────┘
```

(出處:張元素臟腑論治理論影響之研究)

的易罹性,和病態發展過程中的傾向性。影響體質的因素分為先天及後天,包括基因遺傳、年齡、性別、地理氣候、飲食、疾病、運動等因素。」

　　王琦教授認為其體質分類的特點,是穩定的個體特徵,且具有個體之差異性,受到遺傳和環境因素的影響,有決定個體對致病因子之易感性及其所產生病變類型的傾向性。由於有這些特性,因此,體質是在臨床上被應用於促進健康的方法之一,也是指導疾病防範及醫師診治疾病的依據。

因此，從中醫的體質學說觀點來看，**人體正氣的盛衰決定人體抗病能力的強弱，而人體正氣亦與個體體質關係密切**。體質狀態是導致個體是否容易致病的決定因素，體質強壯者，正氣旺盛，即使有流行性疾病亦不易被感染；體質虛弱者，往往周圍有人感冒就容易被感染。

而中醫的「治未病」思想早在《黃帝內經》中就已經出現，也就是能夠事先洞見疾病，採取預防性治療，以減低發病或病情轉變的可能。在《素問‧四氣調神大論》中，曾有以下記載：「是故聖人不治已病治未病，不治已亂治未亂，此之謂也。」指出聖人要能夠在疾病尚未發生前，進行治療。

「未病」的另一層含義則可以理解為已病而未傳，即尚未從單一病變器官影響到其他臟器，如同張仲景在《金匱要略‧臟腑經絡先後病脈證第一》裡寫道的經典例子：「問曰：『上工治未病，何也？』師曰：『夫治未病者，見肝之病，知肝傳脾，當先實脾。』」就是因為「肝可傳脾」，故「先實脾」以防止其他器官連帶受到影響。而中醫的體質學說即為「治未病」提供了一種全新的思路，讓我們能及早治理，防範於未然。

六大體質是如何形成？
——對應的六大體質分型說明

本書把眾多體質化繁為簡，區分為「平、虛、濕、痰、瘀、結」六大類型，這樣的分類，代表的是從「健康體質狀態發展為疾病體質狀態」的順序。實際在門診上，我們很難依照教科書的體質分型做出明確的區分，倒不如簡化此分類，因為人體的五臟六腑各自有其不同的狀態，每當患者問及其體質屬性時，無論從哪個臟腑告訴他是屬於哪種體質都不免會有些偏頗。因此，從整體的方向來區分，也會在診斷上較容易讓人明白自己的體質屬性。

不過，在這裡必須要先說明的是，體質是會變動的，人體如同一個小宇宙，小宇宙與大宇宙互相連動，也就是**體質狀態無時無刻都處於變動的狀態**。比方說，在你剛運動完全身發熱時，身體的血液循環是旺盛的，這時候屬於溫熱性質，但是休息時，喝下一整瓶冰涼的飲料以後就瞬間降溫了，如果冰冷飲品飲用過量，此時體質狀態就會由熱轉為寒。所以，如果是狀態比較不好的體質經過適度的整理與調整，體質會漸漸改善，但如果沒有妥善地照顧自己，不好好準時上床睡覺，吃東西太過隨興，原本良好的身體狀態也可能朝不好的方向惡化。

體質與罹病傾向有密切關係，但體質在一定的條件下卻是可以改轉變的。體質會受遺傳、社會環境、自然環境、勞逸狀況、疾病、藥物及飲食等因素的影響。我國一般人群中，平和質佔32.14%，其餘五種偏差體質佔 67.86%，而偏差體質中前三名的是氣虛質、濕熱質、陽虛質。

六大體質的發展進程

在這六種體質，隨著疾病的發展順序依序為：<u>**平→虛→濕→痰→瘀→結**</u>。

平和體質	正常健康狀態。平人的體質表現為健康狀態，無特殊異常。
虛性體質	容易疲倦、無力。虛人體質又分為氣血陰陽虛實的差異，通常容易出現倦怠無力的症狀。
濕性體質	即為慢性發炎前期。濕性體質又分為寒濕與濕熱的差異。
痰濕體質	即為慢性發炎的正在進行式。痰濕體質表現多為代謝異常，體態較為臃腫。
血瘀體質	此階段為發炎造成的物質堆積狀態。瘀滯體質表示為循環狀態異常，慢性發炎已實質存在。

結滯體質	此階段已進入了發炎不可逆的狀態。而結滯體質表現為腫瘤體質，但是有些腫瘤也未必完全不可逆，端看腫瘤的型態與階段而不同。

◆ 平和體質

從以上順序可以得知，其實身體的健康狀況不會一下子全部潰堤，往往是長時間累積了不適當的生活習慣之後，身體才會出現發炎反應。健康的人，身體的狀況屬於「平人體質」，也就是沒有任何的病痛或不舒服的狀態。

◆ 虛性體質

當你睡眠品質不好，或是工作時間過長、壓力過大、飲食不均衡等等，過了一段時間後，身體就容易出現疲勞、倦怠無力的現象，這種情況通常是「虛性」體質的呈現，虛性體質又有分為氣虛、血虛、陰虛、陽虛的不同。

氣虛	易出現疲倦無力、舌胖大、動輒氣喘吁吁的狀況。
血虛	經常表現成面色蒼白、睡不好、容易掉髮、一動就容易氣喘吁吁。
陰虛	比較容易出現發熱、五心煩熱，較易出現在更年期的體質。
陽虛	跟一般的氣虛很類似，但是差異在於陽虛的人比較容易怕冷、手腳冰冷，常常覺得「冷」是最大的特徵。

◆ 濕性體質

　　另外，還有一個可以獨立出來看的，就是濕性體質。濕性體質又分成「濕寒」跟「濕熱」兩種，濕氣重通常會呈現出頭重、全身沒力氣、舌苔白厚膩、肌肉無力、大便不清爽，排泄物不成形、溏瀉、黏膩等狀態。

◆ 痰濕體質

　　接續濕性體質的症狀，當身體已經出現這種濕氣堆積的情況時，如果沒有適當、良好的循環，將體內的濕氣代謝出去，就容易造成痰濕的現象。常見症狀為肥胖、懶散不想動、皮膚偏黏、口腔黏、喉嚨常有卡痰感、消化不良、水腫、大便黏黏的不成形、舌苔很厚。

　　而痰，其實不單指咳嗽的痰跟水氣，它包含原本應該要從身體裡代謝掉的東西，像是血管中過多的脂肪，甚至是水腫，都可以稱做痰。

◆ 血瘀體質

　　如果對於陷入痰飲問題的身體依舊沒有多加留意，過一陣子就會造成血瘀、瘀結的狀況。

　　血瘀體質表現為皮膚、口唇、舌頭顏色偏暗。包括血液循環通暢程度較差，容易發生血脈瘀滯、阻塞，像是皮

膚及黏膜顏色暗紫或發青、皮膚乾燥搔癢、易出現結節或腫塊等。

　　簡單地說，也就是如果這些地方正處於慢性發炎狀態，正常來講，我們的白血球會將發炎的部分吞噬掉，但若此處已經屬於瘀滯的情況，就像是水管不通一樣，這時，發炎的部分就無法被我們自己的組織細胞吸收或消滅掉，久了便形成一個塊狀物，也就是我們接下來要談的結滯體質。

◆ 結滯體質

　　結滯體質的範圍非常廣，良性的腫塊是結，惡性的腫瘤也是結。就如同我們常常聽到的纖維囊腫，同樣是循環不良導致的結滯狀態；但比較嚴重，且難以逆轉的則是惡性腫瘤，在惡性腫瘤出現之前，其實往往你的身體也是長期處於慢性發炎、免疫系統下降的狀態，但那個時候，我們的白血球和自己的免疫細胞都有能力去處理這些情況，不過一旦循環不好，導致免疫細胞沒有辦法辨認出這個病毒，身體就會被病毒反攻，於是腫瘤細胞就因此不斷地堆積，堆積久了就形成了一個結塊。

🧠 自我症狀評測表：找出你的體質分類

以下量表，參考了行政院衛生署中醫藥委員會2008年中醫藥年報，從蘇亦彰教授的中醫體質量表及分型指標之評值研究裡，挑選幾項指標作為簡易體質分型。並且將李克特量表（Likert scale）的五個分級中，1和2結合，3維持，4和5結合。

大家可以根據自己的症狀，在量表中勾選。以出現頻率較高且分數總合較高者為目前主要的體質狀態。

症狀表現	無發生（1分）	偶爾發生（3分）	時常發生（5分）
1. 不想說話或覺得沒力氣說			
2. 眼前發黑			
3. 睡不飽			
4. 身體會出汗			
5. 肛門下墜感			
6. 喜歡喝溫熱的東西			
7. 無力不想動			
8. 呼吸深度短淺			
9. 睡不飽			
10. 眼睛周圍浮腫			
11. 失眠			
12. 眼睛乾澀			
13. 手腳有麻木感			

14. 指甲淡白			
15. 掉頭髮			
16. 頭面一陣熱熱的			
17. 喉嚨乾			
18. 睡著後會流汗			
19. 身體熱熱的			
20. 聲音沙啞			
21. 腹脹、腹瀉			
22. 舌苔厚			
23. 喉嚨中容易有痰			
24. 身體困重			
25. 大便黏膩不爽			
26. 容易感到悶悶不樂			
27. 容易精神緊張、焦慮不安			
28. 容易無緣無故嘆氣			
29. 胸脅部或乳房脹痛感			
30. 咽喉部有異物感，吞不下也吐不出			
31. 皮膚出現烏青			
32. 皮膚變厚硬			
33. 扭曲變形的血管			
34. 觸摸到腫塊			
35. 唇有紫黑斑點			

症型分類：
1-5 題為氣虛；6-10 題為陽虛；11-15 題為血虛；16-20 題為陰虛；
21-25 題為痰濕；26-30 題為氣滯；31-35 題為血瘀（每項總分超過
15 分以上則表示屬於該體質，如果有好幾項都超過 15 分，則表示有
綜合多種類型體質的證型）。

⊚ 自我舌象判讀

　　平時，我們也可以將舌頭伸出來，照照看鏡子，並且比對下列的圖像及文字敘述，來初步判斷自己現在的身體處於何種狀態。

正常舌	濕熱舌	陰虛舌
舌苔薄白，舌淡紅。	舌苔厚膩，舌質淡紅。	舌苔薄白，舌質鮮紅。

寒濕舌	血虛舌
舌苔白膩，舌淡紅。	舌苔薄白，舌質淡白。

體質是天生的，還是後天造成的？

讀到這裡，大家可能會有這樣的疑惑，雖然前述提到體質可以改變，但到底是先天還是後天的影響大呢？簡單來說，某種程度上，體質確實是先天的，就像每個人天生的性格不同，而不同的性格就會造成其特有的體質；後天則必須透過努力，像是飲食、情緒壓力、作息，並配合中藥調理來改變部分體質。

根據 Tucker WB, Lessa WA 的說法，體質可定義為個體的心態、生理和心理特性之總和，並具有種族、性別和年齡之差異，大部分由遺傳所決定，但也會受到環境因素之不同程度的影響。

一般而言，健康的人是屬於平性體質，但由於不同生活環境、種族、性格上的差異，再加上日常作息等諸多因素，會導致健康狀態逐漸改變，此時，體質自然會跟著產生變化。

有些學者也在探討某些特殊疾病如哮喘、胃病、癌症、心血管疾病等與中醫體質分類的關係。學者們確實發現，肥胖痰濕的體質，患有高血壓、高血脂症、心血管疾病、糖尿病的機會明顯大於非痰濕體質。

由此可見，體質並非一成不變的，透過調整飲食習慣、保持適當的運動、規律生活作息、情緒管理等，人們可以影響自身的陰陽平衡，從而改善部分的體質。

　　中醫治療則會針對個體的體質特點制定藥物、針灸、按摩等各式療法，旨在調整體內的陰陽平衡，以達到健康的狀態。然而，體質的改變依然是個相對緩慢與漸進的過程。因此，我們平時可透過中醫調理體質，以降低罹病的傾向，並藉由調養的方法來一步步改變體質，即在患病前協助強壯體質，與患病中、病後的體質調整，盡量達到陰陽平和，使身體回復至最佳狀態，就是現在所強調的預防三層次。

　　舉個例子說明，如果原來是虛弱型的體質，時常動不動就感冒，也相當怕冷，冬天睡覺腳都永遠是冰冷的，透過中醫藥的調理以及適度的運動後，感冒頻率減少了，手腳冰冷改善了，體質也就從原本的虛弱偏寒性的狀態回到平和正常人的體質。所以，體質確實是可以透過後天的努力而改變的。

何謂中醫角度的「陰陽」概念？

在中醫理論裡，「陰陽」是一個基本而核心的概念，用來描述事物相互關係的相對性和平衡性。這一理念源自古代中國哲學，特別是《易經》中的思想，後來被引入到中醫理論裡。

陰陽是相對的概念，沒有絕對的陰或陽。它們是相對而相互依存的對立面，形成了事物存在和運作的基本觀念。例如，白天（陽）需要有夜晚（陰）的存在；寒冷的冬季（陰）需要有溫暖的夏季（陽）作為平衡。

此外，中醫強調陰陽的平衡是維持身體健康的重要因素。身體的生理狀態和疾病狀態都被視為陰陽的不平衡。

事實上，陰陽是個動態的過程，它會不斷地變化和轉化，在一天之中，陽從升起到落下，然後陰開始升起；在一年之中，從夏季（陽）慢慢轉向冬季（陰），接著又重新轉向夏季。這種變化和轉化可以說是自然界和人體生理活動的常態。

🔖 醫學小講堂：體質的常見問題大揭密

每個人只會屬於一種體質嗎？有沒有可能同時擁有兩種以上呢？

每種體質都有其獨特的特徵，反映了個體的生理和心理狀態。然而，體質分類是相對的，而非絕對。即便一個人在某些方面表現出某種主要體質，但同時也可能有其他次要體質的特徵。因此，人通常被認為是具有主次體質的綜合體。

不過，中醫的體質理論並非現代醫學中常見的科學分類方法，且在不同的中醫學派裡亦存在著差異。因此，體質分類在中醫裡其實是個具有爭議的概念，而在臨床應用時，也可能會因個體差異和醫師觀點的不同而有所變異，本書則是將體質分型簡化，以幫助大家更好理解。

體質會受到氣候影響嗎？

如前面曾提過的，體質成因非常多，包括居住在不同的環境、氣候，以及不同的生活型態、飲食行為等等都會有所影響，因此，我們常常會形容「一方水土養一方人」，就是指人到某個地方居住一段時間之後，因為不同的氣候環境與相異的飲食習慣，自然會有不同的體質呈現。

比方說，極端的氣溫、濕度和其他氣候條件，可能使人體更容易受到感染或其他疾病的影響；高溫和濕度也有機會加劇哮喘或其他呼吸道疾病症狀，以及增加心臟病和中風的風險；季節性情感障礙就與季節性氣候變化有關；濕度和降雨量的改變，亦可能影響水分的攝取和排出；乾燥的冷冽氣候則會導致皮膚容易乾燥；而高濕度可能影響皮膚上的微生物生長。

以上都是氣候變化對於人體會造成的影響。

常常會便祕，是不是該多吃些退火氣的食物？

便祕的原因有很多種，包括蠕動不良或是壓力太大，如果是腸道蠕動不佳，其實更應該加強腸胃道的循環，以幫助它正常蠕動才能順利排便，此時，不建議你吃太多退火氣的食物。因為退火氣的食物一般都是屬於寒性食物，只能治標，吃多或吃久了，反而會讓腸道循環更差，而更難自主排便。

若是壓力過大造成的副交感神經受抑制所導致的便祕，則應當養成有便意就要如廁的習慣，上廁所時，不妨聽些音樂放鬆心情，才不會讓交感神經過度亢奮而抑制了排便的生理反射。

月經時常兩、三個月才來一次，大便經常不順，臉上還長很多痘痘，是不是代表我火氣很大？

月經不準或者是時常兩、三個月才來一次，可能與生活壓力過大或者是有內分泌失調（如多囊性卵巢）的症狀有關，在中醫的認知裡，這多半屬於下腹部的氣血循環不佳，也會連帶導致大腸蠕動狀況不好。因此，會偏向於下焦*偏寒的體質，但是臉上又容易長痘痘，則屬於上焦燥熱的情形，也就是所謂的「上熱下寒」，寒熱夾雜的體質類型。此時，在治療上應當清上焦熱，補下焦寒的方式，寒熱同調，才能改善症狀。

常常手腳冰冷，是不是因為身體太寒？

在一般人的認知裡，手腳冰冷大多屬於寒性體質，但這樣的判斷也未必完全正確，很多時候，因為氣滯以致於無法將循環中的血液帶到四肢末端，也會造成四肢冰冷的情況。

舉例來說，有一種免疫疾病叫做雷諾氏症（Raynaud's disease），是一種影響小血管的血管疾病，通常範圍包含手指和腳趾的末端。這種疾病會導致血管痙攣，使相

應區域的血液流動減少，引起局部缺血和發癢、麻木、刺痛等症狀。特徵是受影響區域的皮膚會變得非常白，然後形成藍色或紫色，當血液重新流入時，則呈現紅色。這種現象通常與寒冷或濕氣環境、情緒壓力等因素相關。所以，在治療上就會偏向補氣，以疏通氣血的方式來做治療，中藥常會使用如當歸四逆湯，四逆散之類的藥物。

---

* 中醫理論裡，將人體分為上、中、下三焦。上焦位於腹部的上半部分，具體涉及的區域包括胸部和腹部的上部。上焦的主要器官有肺和心，與呼吸、情緒調節以及氣的上升運行有關的區域。下焦則位於腹部的下半部分，包括腹腔內的下部和骨盆區域。下焦的主要器官包括腎、膀胱、大腸和小腸。

Chapter ③

「平」性體質

精力充沛、積極樂觀

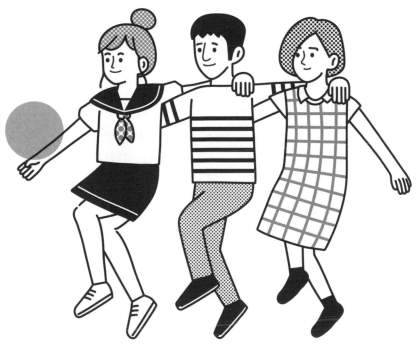

何謂平性體質？

平性（平和）體質是最健康的體質，先天稟賦良好，後天養生得當。這種體質是健康成人的體質，沒有太多的病痛，適合生育下一代。

平和體質其實是大部分健康成人的體質，當然，能有這樣的體質，也與先天的良好遺傳有關，即使後天的環境裡可能會為人體帶來一些小毛病，但通常不用特別處理就能自然痊癒了。因此，這樣的人往往會呈現出一種精力充沛、積極樂觀的樣態，如同我們時常會看到一些企業高階管理人、經營者等等。

也就是說，有好的身體才有機會好好打拚事業，有好的身體才能夠好好工作、好好生活。不過，這樣的體質並非完全不會生病，但大部分都是小毛病，比如說感冒，而且有可能一個禮拜以內就會痊癒，像這一類的小毛病，基本上對於平性體質的人而言是不會造成太大困擾的。

另外，這類體質的人，往往身形勻稱，氣色良好，思想快速，反應敏捷，是屬於非常健康的身體狀況。

這類人通常會維持規律的作息時間，晚上10點前就寢，早上6點左右起床，如此可以確保每晚都能獲得充足的睡眠，成年人一般來說需要7到9小時的睡眠。每週至少

進行150分鐘的中等強度有氧運動，如快步行走、游泳或騎自行車等等，以及兩次以上的肌肉強化運動。並且攝取均衡、多樣化的飲食，包括豐富的蔬菜、水果、全穀類、蛋白質和健康脂肪。他們也能為自己規劃定期的休息時間，以減輕心理壓力和提高心理素質，保持良好的社交聯繫，與家人和朋友和諧來往。若能做到上述的生活模式，恢復平和體質應當是容易的。

平性體質的特徵

特徵： 體型勻稱健壯、面色紅潤、精力充沛、五臟六腑功能狀態強健壯實。目光有神、睡眠良好、胃口佳、排便順暢。比較少生病，平時有適度運動的習慣，並對於自然環境跟社會環境的適應能力比較好。

性格： 個性隨和開朗、思想正面積極，並且精力充沛。平和體質的人通常有以下幾項詳細的特徵。

性格穩定	性情較為穩定，不容易受外界因素影響，通常會呈現出平靜、冷靜的特質。
情緒穩定	較不容易出現情緒的波動，能夠妥善應對生活中的壓力和挑戰。
樂觀向上	傾向樂觀看待事物，對生活充滿信心，能夠積極面對困難，並在逆境中保持良好的心態。

不易生氣	這類人通常不容易生氣，處事較冷靜客觀，可以保持冷靜的心態應對各種情況。
寬和包容	通常較為寬容，能夠接納他人不同的意見和行為，不易對事物過於苛求。
交往和諧	他們在人際關係中與大部分人相處和諧，不容易與他人發生衝突，善於解決矛盾。
穩定的工作和生活節奏	往往能夠維持穩定的工作和生活步調，不易受到外界變化的干擾。
適應力強	對環境的適應力較強，能夠靈活應對變化，不容易感到焦慮或不安。

如何維持健康的身體？平性體質的保養建議

✓飲食：均衡飲食，避免過餓、過飽或暴飲暴食。

✓生活：養成均衡良好的生活習慣，像是充足的睡眠，以避免累積過大的精神壓力。

✓運動：平時維持適當的運動習慣，訓練心肺和肌力，例如規律的慢跑、球類運動。年長者則可以加強肌肉訓練或者是練練太極拳等較為溫和的運動。

√**中藥**：平時可以泡泡黃耆、甘草、紅棗等健脾養胃的中藥飲品來喝。

√**保健品**：不必特別服用額外的保健品，但如果需要的話，以補充綜合維他命、礦物質為基礎即可。

哪些症狀可以從中醫角度來解決？

即使是平和體質，也可能在某些情況下出現輕微的不適或症狀，這都能透過向中醫求診來治療。舉例如下：

偶爾輕微消化不良	可能出現食慾不振、脹氣、輕微的胃腸不適等。
輕微失眠	有時可能會有入睡困難、夜間醒來等輕微的睡眠問題。
些微過敏反應	對某些特定物質也許會有輕微的過敏反應，例如花粉、灰塵等。
些微的情緒波動	可能偶爾會感受到情緒上的波動，但不至於影響生活品質。

人畢竟不是機器人，正常人會有生病、些微過敏，或是輕微的情緒波動，對於平和質的人而言，這些症狀偶爾也會出現，但往往是程度較輕而短暫的，不會對身體和生活產生明顯的負面影響。

🔖 醫學小講堂：需要留意的身體小病痛

日常作息對體質會造成哪些影響？

時常熬夜會容易上火，也就是會漸漸形成「陰虛火旺」的體質，容易出現皮膚油膩、痔瘡發作、口瘡等火氣大的症狀。所以，正常的睡眠習慣與良好的睡眠品質，對於維持平和體質是相當重要的一環。

除此之外，不規律的飲食和作息可能會對代謝產生影響，增加體重控制的難度；也可能導致疲勞、焦慮、抑鬱以及影響生育和生殖健康，甚至干擾到體溫、荷爾蒙分泌和血壓高低等狀況。

要如何分辨自己是鼻子過敏還是感冒？

鼻子過敏和感冒是兩種不同的疾病，它們具有一些相似的症狀，但引起它們的原因和治療方式有所不同。

	鼻子過敏	感冒
原因	鼻子過敏通常是由過敏原所引起的，如花粉、塵蟎、寵物皮屑、黴菌等。當免疫系統對這些過敏原產生反應時，就會釋放出組織胺等化學物質，導致過敏的症狀出現。	感冒通常是由病毒引起的呼吸道感染，存在多種引起感冒的病毒，如腺病毒、冠狀病毒等。

症狀	典型的鼻子過敏症狀包括：流鼻水、打噴嚏、鼻塞、眼睛癢、喉嚨癢、頭痛等。通常症狀發作得比較急，而且與季節性或環境性變化有密切關係。	感冒的症狀包括：流鼻水、打噴嚏、喉嚨痛、發燒、頭痛、肌肉痛等。相較於鼻子過敏，感冒的症狀可能更為廣泛，且經常伴隨著全身不適。
持續時間	鼻子過敏的症狀通常會持續較長時間，可能是幾週或數月。	感冒的症狀往往持續時間較短，約為一週左右。感冒通常在感染後的幾天內發病。
重要差異	1.源於免疫系統對過敏原的反應。 2.可以在接觸過敏原後迅速發作。 3.鼻塞、流鼻水、打噴嚏的症狀通常發生在清晨及夜間。	1.由病毒感染所引起。 2.在病毒感染後的幾天內發病。 3.鼻塞、流鼻水、打噴嚏的症狀持續整天或是好幾天。
治療方式	中醫認為過敏性鼻炎為「鼻鼽」，屬於「肺脾虛寒」，因此在治療上，初期會使用「通利鼻竅，溫肺化飲」的方式，後期再以「健脾補肺」，來進行長期的保養。	初期的感冒在中醫裡被認為是「外感風寒」所引起的，因此，會在外感初期以「疏風散寒，發表解肌」的方式，也就是使用一些較為溫性的藥物，讓身體輕微排汗，以利把個案的寒氣逼出體內。

為什麼換季時，身體容易不舒服？

換季時常見的狀況包括：皮膚、鼻子過敏或是氣喘發作等問題，是因為溫度與溼度改變，造成身體的適應力在一時半刻來不及調節；另外，也常見到在氣溫變化較大時，許多人會出現胃痙攣的症狀，也是對於溫度適應來不及反應的情況之一。

而乾燥或潮濕的氣候，都有可能對呼吸道和皮膚造成一定程度的影響，也會左右人的心情和身體感覺；較短的日照時間則可能會干擾人的生物鐘，導致情緒和睡眠產生變化。

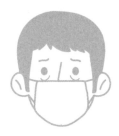

臨床案例

在我的門診中有許多人因為小兒過敏前來看診,多數孩子都是吃了不少抗組織胺類的西藥、噴了不少鼻噴劑之後都無法治根才會來找中醫師做治療。此時,如果用鼻腔的鏡檢,通常都會看到有肥厚的鼻黏膜增生現象,甚至有些孩子的鼻黏膜的增生已經到了快要把鼻腔的通道完全阻塞的程度,所以家長會說晚上睡覺的時候,小朋友躺下去就無法順利呼吸。

像這樣的狀況,通常我會建議吃中藥調養一陣子,讓小孩身體的溫度可以恢復正常,通常鼻子會流鼻水、打噴嚏也是身體自然對於外在環境敏感的自然現象,如果硬是用抗組織胺壓抑著不讓鼻水流出來的話,久而久之鼻黏膜就會越來越腫脹,所以剛吃藥的第一週可能感受不是那麼明顯,也就是說,依然會流鼻水、打噴嚏,但是在我的門診治療中過了第二週左右,流鼻水打噴嚏的狀況就會明顯改善許多。

那麼,這時候抗組織胺是否還要繼續服用呢?我認為要看狀況,如果鼻子的發炎程度沒有非常嚴重,孩子夜間可以正常呼吸,即便腫脹的鼻黏膜還沒有那麼快恢復正常,抗組織胺就先停止使用,讓身體回歸正常的運作,使用中醫藥來做調理。

中醫常講要讓「邪有出路」,該排出的廢物,應讓它順利排出,這樣才能從根本上解決問題,一味用藥物強迫壓抑是無效的。

Chapter

「虛」性體質

畏寒乏力、氣血不足

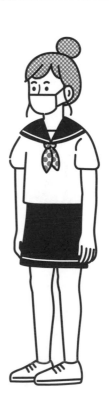

何謂虛性體質？

　　宜芳每天起床總是覺得相當疲倦，要出門上班的時候常常感到腳步沉重，力不從心；中午一到，幾乎都要午休才行，不然下午可能會處於斷電的狀態。天氣比較涼的時候，別人可能只要穿一件薄外套，宜芳卻必須身上貼好多個暖暖包才能夠稍稍維持不冷。

　　平時，她的臉色看起來些微蒼白，眼瞼卻永遠是浮腫、好像天天睡不飽的樣子。飲食狀態正常，但是，食慾並沒有特別好，不管吃得再怎麼營養，好像體力與精神也沒有因此而明顯改善。

　　宜芳的狀態即為虛性體質的展現。事實上，虛性體質分成氣虛、血虛、陰虛、陽虛四種差異。而五臟六腑又各自有其虛實的不同，接下來將為大家詳細說明。

◆ 氣虛

　　特徵：肢體容易疲倦、說話聲音低弱、容易出虛汗、臉色偏黃或淡白、頭髮無光澤、容易頭暈健忘、大便正常或是軟爛，上完廁所還是會覺得解不乾淨、小便正常或者如廁次數偏多。

　　性格：個性內向、情緒不穩定、膽小、不喜歡冒險。

說明：氣虛體質的人，往往最容易感到疲倦。比方說，上體育課時，所有同學都可以在正常速度下跑完400公尺，但是，氣虛體質的人常常跑不了太久就臉色慘白、氣喘吁吁的，甚至會出現頭暈目眩，快要昏厥的無力狀態。這類型的人也很容易**動不動就感冒**，變天時稍微吹到冷風會感冒，若公司裡同事有人感冒，他們也一定立刻跟著感冒。

◆ 陽虛

特徵：喝冷或吃涼的食物後容易感到不舒服、面色淡白、唇色較淡；容易掉髮、精神不佳、睡得比較多、常出汗；大便軟爛、小便顏色清且量多。除了氣虛的症狀之外，還會有平時比較怕冷、四肢冰冷的情形。

性格：性格多為沉靜、內向。

說明：這類型的人最常見的疾病就是「**慢性腹瀉**」，常常一天排便數次，每次的排便都不容易成形，所以吃進去的營養也難以吸收，於是他們的體型大多偏瘦小。此外，也常見於女生月經來時會痛經的體質，有些年輕女孩每到生理期就請生理假，這表示月事來時的子宮收縮，已經讓她疼痛到不得不在家裡休息，而這類型的痛經就是屬於「子宮虛寒型」。上述兩種常見的疾病主要都是陽虛型腹瀉以及陽虛型的痛經，在臨床上相當常見。平時保養身

體時，建議少吃冰冷飲食，如手搖冷飲、生鮮食品等，多食用溫熱食材以及溫性茶飲作為日常保健。

◆ 血虛

特徵：面色蒼白、唇色淡白，眼瞼、口唇、舌質、爪甲的顏色淡白；容易眩暈，眼花、兩目乾澀；心悸、多夢、健忘、精神疲勞、手腳發麻；女性月經量少或顏色較淡紅、容易掉髮。

性格：比較內向、膽小、不善交際。

說明：這類型體質的人，在臨床上最容易出現**血紅素不足**，如缺鐵性貧血、地中海型貧血等。月經量少，肌膚甲錯（皮膚過度乾燥、粗糙），以及掉髮過度，甚至會有睡眠品質不佳以及排便不暢的問題。在西醫治療上，大多會給予鐵劑補充，但是有許多人吃了鐵劑會有嚴重的便祕情形；而在中藥治療上，最廣為人知的處方就是四物湯，但又有人認為喝四物湯會造成子宮肌瘤的增生，事實上，子宮肌瘤增生是導因於慢性發炎，這部分〈第八章〉會再做說明。如果你本身就是血虛的人，平時的保養確實可以喝四物湯燉雞腿當作日常的藥膳調理，經服用一段時間後，症狀應該可以改善許多。

◆ 陰虛

特徵：喜歡喝冷飲，常感到眼睛痠澀、臉頰容易潮紅，或臉上發熱、皮膚偏乾燥易長皺紋、容易失眠；大便乾結、小便短而不暢。除了有血虛的症狀外，還有怕熱、手心熱、潮熱盜汗（指上半身突然感覺溫熱，大部分集中在臉部、頸部和胸部發熱，也經常導致出汗）。

性格：性情急躁，外向好動、活潑。

說明：陰虛體質常見的表現為「**更年期症候群**」，比方說潮熱、盜汗等症狀。在中醫理論裡，陰陽是相對的，就像蹺蹺板的兩端，當陰不足時，陽就會相對偏盛，並不是真的陽過盛，而是相對的概念。再舉一個例子來說明，如果是時常熬夜晚睡的人，體質也較容易變成陰虛質，表現出來的症狀就是陽相對旺盛的火氣大情況，包括容易長痘痘，眼睛乾澀、嘴破，口氣味較重等。

▼ 陰陽與健康的關係

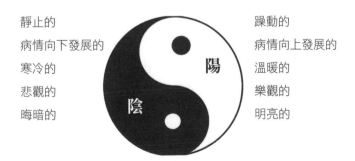

靜止的　　　　　　　　　　　　躁動的
病情向下發展的　　　　　　　　病情向上發展的
寒冷的　　　　　　　　　　　　溫暖的
悲觀的　　　　　　　　　　　　樂觀的
晦暗的　　　　　　　　　　　　明亮的

以上，不管是屬於哪種虛證，身體只要一虛弱，免疫系統就會下降。至於為什麼會造成這些虛症，原因其實非常多，有可能跟先天遺傳有關，也可能與後天的飲食攝取、運動不足、情緒壓力、居住地區等各種因素相關。比方說，許多人時常會莫名感到疲倦，就算花了很長的時間睡眠，也會覺得睡不飽，久了就會產生身體虛的問題。我的門診時常會遇到有些個案，氣候一變天，就容易拉肚子，這是源自於**脾胃陽虛**；另外，有些人月經來的時候就頭暈眼花，或者感到昏昏欲睡，這種就是屬於**氣血不足**的狀態。還有一些女性朋友，即使可能還沒有到停經或更年期，也會覺得自己身體很燥熱，這種則屬於**陰虛發熱**的狀況，會造成陰虛發熱，有時候也未必只有女性，男性也會發生，尤其是在夜間睡眠不足或者時常晚睡熬夜的情況下，就容易產生陰虛的現象。

🧠 虛性體質常見的症狀與疾病

如同本章開頭提及，五臟六腑各自有其虛實差異的存在，除了上述的四大虛證，可再細分出各臟腑的差異，而每個臟腑所呈現的虛證表現又各有不同。

◆ 心氣虛

特徵：心悸、胸悶；失眠、多夢、健忘；脈結代＊或細弱。較常見於自律神經失調的人身上，他們往往交感神經旺盛、有睡眠障礙等等。

性格：容易擔心，煩憂，較為急性子。

說明：臨床上像是心律不整、心衰竭、慢性阻塞性肺病（COPD）、睡眠呼吸暫停症候群（SDBS）、慢性疲勞綜合症（CFS）、肌肉無力症、神經緊張症、焦慮症、憂鬱症等，會有部分類型屬於心氣虛的體質。原則上，這些疾病都有共同的證型，就是「氣虛」，只是氣虛會特別反應在心的部位。

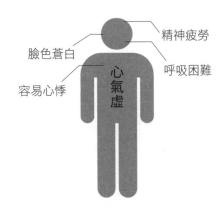

＊結脈，指脈來遲緩而有不規則間歇的脈象，是脈律失常中最常見的一種脈象。代脈，則為脈來緩慢而有規則的間歇，且間歇時間較長的脈象。至於脈結代就是西醫常常說的「心律不整」。

◆ 肺氣虛

特徵：久咳，痰白，氣短喘促，易患感冒。較常見於免疫力偏低下的族群，平時運動量不足。

性格：較為內向，害羞，保守，不愛曬太陽，不喜歡戶外活動。

說明：臨床上常見的疾病，包括：長期咳嗽的慢性支氣管炎、慢性阻塞性肺病、易引發氣喘發作、呼吸衰竭、過敏性鼻炎、過敏性支氣管炎等等。大家可以發現，這些疾病發生的部位幾乎都在呼吸道，因此，此類體質的人多半肺功能較為孱弱，對於氧氣交換能力較為不完全，平時可能會容易感到頭暈、疲倦、氣怯聲小，免疫能力也會較為低下。

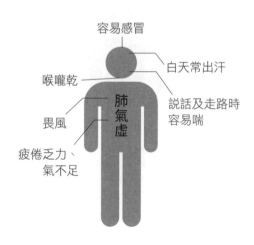

◆ 脾氣虛

特徵：大便溏泄（排便次數增多、大便不成形）、食後腹脹、腹部的疼痛因按壓而緩減；面色萎黃、食慾減退、肌瘦無力。較常見於消化功能異常、肌少症患者。

性格：容易緊張，給自己壓力大，吃東西速度快。

說明：臨床上常見脾氣虛的疾病，包括：潰瘍性結腸炎、胃食道逆流、慢性胃炎、便祕、消化機能障礙、萎縮性胃炎、低血糖、脾虛水腫等問題。這類體質的人，由於腸胃吸收功能不佳，對於營養素的運用不足，長久下來自然會出現無力倦怠，頭暈，消瘦等症狀。

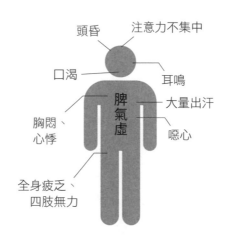

◆ 肝陰虛

特徵：頭暈目眩、肢體麻木、急躁易怒或抑鬱常嘆息、雙目乾澀。較常見於壓力大、容易緊張焦慮的族群。

性格：急性子，完美主義者。

說明：臨床上相對常見的疾病，包括：慢性肝炎、脂肪肝、高血壓、失眠、焦慮、憂鬱、月經不調、乾眼症等。因為在中醫裡，認為「**肝主疏泄**」是指肝對氣機的疏瀉、調達作用。簡言之，肝主要負責讓全身氣機保持順暢，以確保氣血運行均衡。疏泄，也包含平衡情緒、維持脾胃的正常功能，可以促進食物的消化、吸收，以及排除體內代謝產物和毒素，所以，當肝陰不足時，將無法達到疏泄的正常生理功能，可能會導致無法順暢紓解情緒，甚至造成代謝廢物的堆積。

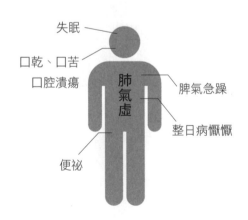

◆ 腎氣虛

特徵：腰脊痠痛、膝軟或足跟痛；耳鳴或耳聾、齒搖；尿後有餘尿或失禁、性功能減退、不育、不孕。較常見於慢性疲勞，睡眠不足，休息不夠或是不孕症的族群。

性格：較為勞碌，事情沒做完不會休息。

說明：臨床上常見的相對疾病，包括：慢性腎臟疾病（CKD）、慢性疲勞綜合症、男性陽痿和女性性慾降低、男女不孕症、小便頻急量多、腰膝退化、記憶力下降、骨質疏鬆等疾病。中醫認為「**腎主骨、主髓**」，也就是指在中醫裡的腎系統，兩顆腎臟除了掌管泌尿系統以及生殖系統之外，也與骨質及腦髓的正常狀態有關，是個多方位的系統。但腎氣虛若發生在年長者身上，大多是因為自然的退化及老化造成的，而現代年輕人的腎氣不足，則多與長期操勞、睡眠不足、房事不節等原因較為相關。

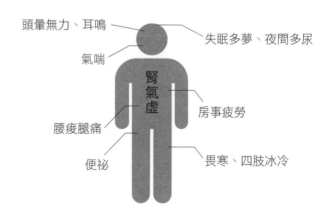

頭暈無力、耳鳴
失眠多夢、夜間多尿
氣喘
腎氣虛
房事疲勞
腰痠腿痛
便祕
畏寒、四肢冰冷

其實，從上述可以看出，每種先天性格都會呈現不同的特殊體質，於是常常能夠發現，某些性格的人比較容易呈現某類型的疾病狀態，不管是五臟六腑或者使用氣血陰陽的分類，人體形成的虛證都是有其先天性格因素的。

因此，做適當的生活調理、情緒調整，並搭配適度的運動、中藥調養及合適的保健品補充與攝取，雖然無法百分之百完全改變先天的特質，至少可以在某種程度上改善身體不足的部分。

虛性體質的保養建議：滋陰養血、防止腎虛

接下來，將為大家分別說明四種虛證體質，其各自的日常保養方法。

氣虛體質	飲食建議	多食用蛋白質食物。
	生活指南	充足的睡眠時間。
	運動建議	低強度運動。
	中藥建議	補中益氣湯。
	保健品補充	多補充維生素 B 群、冬蟲夏草菌絲體、紅景天。

陽虛體質	飲食建議	多食用溫熱食物。
	生活指南	多曬曬太陽,及戶外運動。
	運動建議	中度運動強度。
	中藥建議	四逆湯。
	保健品補充	可多攝取老薑、辛香類。

血虛體質	飲食建議	多食用含鐵、蛋白質高的食物。
	生活指南	高品質的睡眠、少熬夜。
	運動建議	低強度運動。
	中藥建議	歸脾湯。
	保健品補充	多補充葉酸、B 群。

陰虛體質	飲食建議	減少攝取烤、炸、辣等燥熱食物。
	生活指南	少生氣,盡量保持情緒穩定。
	運動建議	中強度運動。
	中藥建議	知柏地黃湯。
	保健品補充	大豆異黃酮、山藥、葛根。

給虛性體質的中藥小百科

◆ 補中益氣湯

主要用於調節、增強脾胃功能,以補充氣虛體質族群

的人體能量。在中醫理論裡，脾胃被認為是身體的中心，負責消化食物並提供身體所需的能量。當脾胃功能虛弱時，可能會導致疲勞、食慾不振、消化不良等症狀，而補中益氣湯可以改善這些情況，並且有助於增強免疫系統，提高對感染與疾病的抵抗力。

◆ 四逆湯

四逆湯主要是一種溫補方劑，它被用來治療寒性疾病和身體虛弱的情形。有助於提升體溫，尤其是對於容易感覺寒冷、四肢冷、脈搏弱的人。

◆ 歸脾湯

主要作用為補氣養血，特別適用於氣血虧損的狀況。它有助於增加人們身體的氣血供應，改善貧血和氣血虧損所引起的虛弱和疲勞。主要成分包括當歸、黃耆、白朮、茯苓、炙甘草等中藥材。

◆ 知柏地黃丸

為一種古老的中藥方劑，主要成分包括知母、黃柏等中藥材。知柏地黃丸有助於改善腎功能，特別是一些與腎陰虧損相關的症狀，如腰痛、頻尿、夜尿、耳鳴、耳聾等。其清熱去火的特性，有助於緩解部分與體內熱毒或火熱相關的症狀，如口渴、嘴乾、尿頻、發熱等。

🧠 給虛性體質的保健品知識

◆ 冬蟲夏草

它是一種真菌，其學名為 Cordyceps sinensis，是最廣泛用於中醫藥的品種。冬蟲夏草生長於高山地區，富含多種活性成分，被認為具有多種保健功效。它被認為有助於調節免疫系統，增強身體的免疫力，降低血壓和改善心臟健康，還可以幫助人們對抗感染和疾病。有一些研究顯示，冬蟲夏草也可能對男性性功能有一定的助益。

◆ 紅景天

原文是 Rhodiola rosea，也稱為高山漢森，是一種生長在高山地區的草本植物，被廣泛用於傳統醫學和保健領域。紅景天的品種通常是 Rhodiola rosea，但它的不同品種或亞種可能會在不同地區生長。它有助於提高身體對壓力的適應能力，減輕焦慮和情緒壓力。它也被認為能夠減輕疲勞感，提高工作效率和體力。還有一些研究表明，紅景天可能對心臟健康有益，可以幫助降低血壓，改善心臟功能，並減少心臟疾病風險。購買紅景天補品時，應確保選擇可靠的品牌和產品，以確保品質與安全性。

◆ 大豆異黃酮

是一種植物化合物，主要存在於大豆和其製品中，如豆腐、豆漿和豆莢。可以幫助調節女性荷爾蒙，特別是在更年期期間，它可能有助於減輕更年期的不適症狀，如潮熱和情緒波動。降低壞的低密度脂蛋白膽固醇（LDL），改善心臟健康。更有研究顯示，大豆異黃酮可能有助於維持骨質密度，並減少骨質疏鬆症的風險，特別是在女性更年期後。

◆ 新鮮山藥

也稱為淮山或淮山藥，是一種常見的食材，被廣泛用於中國、日本和其他亞洲國家的料理中。新鮮山藥含有山藥皂苷的成分，據說對於胃腸道有良好的舒緩作用，可幫助改善消化。此外，山藥也有助於穩定血糖，這對於控制糖尿病和減少血糖波動相當重要。在傳統中醫學裡，山藥還常常被用來緩解女性在更年期時可能出現的一些症狀，如潮熱、冒汗、情緒波動。這些症狀通常與荷爾蒙的變化有關。

◆ 葛根

原文為 Pueraria lobata，是一種常見的中草藥，也被稱為葛藤、葛蔓、葛根藤，常用於中醫藥和草本療法。葛

根中含有異黃酮的化合物，特別是大豆異黃酮。異黃酮是一種植物化合物，具有類似雌激素的作用。異黃酮可以在體內作用於雌激素受體，達到模擬或調節女性荷爾蒙的作用。因此，葛根也被認為具有一定的荷爾蒙調節效用。但是，葛根的荷爾蒙調節功效並不強，與人體自身產生的雌激素相比，異黃酮的雌激素活性較低。

◆ 葉酸

又稱為維生素B9或葉酸酯，是一種水溶性維生素，葉酸有助於紅血球的形成，可以幫助治療和預防缺乏葉酸的情況所引起的巨芽細胞貧血（Megaloblastic Anemia）。葉酸是DNA和RNA合成所需的關鍵成分，這對細胞分裂和生長至關重要。所以它在妊娠期間特別重要，因為胎兒的細胞分裂和組織生長需要足夠的葉酸。

◆ 老薑

老薑是指薑的成熟階段，通常是薑根生長多年後收獲的薑。它被廣泛用於緩解消化不良、噁心、嘔吐和胃脹等腸胃不適症狀。還可以幫助提高食慾、促進消化、減輕腸胃不適。亦有助於改善血液循環，可能對降低高血壓和預防心血管疾病有一定的幫助。

🔖 醫學小講堂：中醫裡常用的三伏貼是什麼？

三伏貼有哪些功效？其運作原理為何？

三伏貼選用溫熱性的藥材磨成粉，把薑汁調和成泥塊狀，再敷貼於特定穴位上。透過藥材的溫熱及穿透性，改善身體的血液循環、調整體內陰陽平衡，以及緩解一些身體不適的症狀。

誰適合使用三伏貼？

- 過敏體質：三伏貼有溫熱的作用，對於屬於寒性體質族群常出現的過敏性鼻炎、氣喘等肺脾虛寒症狀，具有緩解的效用。

- 血液循環不暢、氣滯血瘀者：三伏貼的熱敷作用可以促進血液循環，對於氣滯血瘀的情況可能有所幫助。

- 關節疼痛、肌肉痠痛者：三伏貼可以透過溫熱的方式，緩解關節和肌肉的不適感，對於風寒濕性疾病的肌肉關節痠痛有一定的緩解作用。

- 體寒易感冒者：對於寒邪入侵引起的感冒症狀，三伏貼的溫熱作用可能有助於改善其症狀。

- 陽虛體質者：三伏貼的溫熱作用有助於提升體內的陽氣，對於某些陽虛體質的族群來說，可能具有一定的調理作用。

誰適合使用三伏貼？

三伏貼是中醫裡常用的一種外治方法，通常用於改善體質、調理身體。然而，是否能夠改善虛性體質，需要視情況而定，因為虛性體質的原因和表現各有不同。

虛體質一般分為氣虛、血虛、陰虛、陽虛等不同類型。三伏貼通常是透過貼敷在特定的穴位，以熱性藥物敷貼的方式刺激穴道，促進血液循環，調整體內的陰陽平衡。對於某些虛性體質的人來說，三伏貼的熱敷作用可能有助於提高體內的陽氣，促進氣血運行，從而達成一定的調理效果。

穴位敷貼有哪些需要注意的地方？

穴位敷貼的時間通常有限制，不宜過長，以防止皮膚過敏。此外，使用穴位敷貼前，要確保貼敷的部位皮膚乾燥清潔，避免有傷口、破損或皮膚炎症等情況。如果有皮膚敏感或過敏的情況，最好先進行皮膚敏感測試，以確定是否適合使用。

Chapter

5

「濕」性體質

油光滿面、多痘多瘡

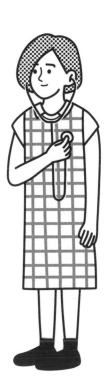

何謂濕性體質？

在門診中，時常有許多患者會詢問醫生，我的身體是不是很濕？許多人對於濕氣的印象，往往是比較容易水腫、常常排便排不乾淨、可能會拉肚子……不過，在中醫裡大家常聽到的一些抽象概念，比方說，舌苔白厚膩、常有一些皮膚疾病等等，這些都代表了濕性體質的特性。

中醫對於濕氣重的症狀，可能會有以下形容與描述：

描述	詳細說明
濕性重濁	濕氣可能會讓身體感覺沉重、行動不便、局部或全身浮腫，關節痠痛、動作不靈活；以及出現濕疹、疹子等皮膚問題。
濕性黏滯	口腔有黏膩感；大便濕潤、不成形；或有腹瀉，尿頻、尿急情況；病程纏綿反覆，不容易去除。
濕為陰邪，易傷陽氣相阻滯氣機	表現為疲勞和乏力、頭暈頭昏、胸悶噁心、腸胃消化不良，排便排不乾淨等等。
濕性趨下	因為濕的特性跟水相似，都是往下走的，所以濕邪容易侵襲腰部以下的部位。常見表現為婦女白帶較多，腳部水腫等。

人體濕氣的累積，大多發生在夏秋之際，由於天氣濕熱，天空中的熱氣向下沉，地面上的濕氣則上升，導致空氣中充滿了濕熱。這樣的天氣，如同是一種濕熱的蒸氣，人們在這樣的環境中很容易感受到濕邪，也就是濕氣中的病邪。

　　所以，在中醫的名詞上，對於「濕」的解釋往往跟水分代謝不佳有關係，除了「濕」以外，循環更差的就會變成「痰濕阻滯」的有形物質堆積，但這些其實都屬於慢性發炎的表現。比方說，以濕熱體質來講，疱疹、毛囊炎、女性陰道發炎等都是屬於**偏熱型的慢性發炎問題**；以寒濕體質來說，皮膚長濕疹、關節疼痛、容易腹瀉等則是屬於**偏寒型的慢性發炎**。

　　不管是哪一種發炎問題，其最根本的原因是**免疫系統低下**所造成的。如果你曾經仔細地觀察自己的身體狀況就會發現，當身體過度疲倦或是壓力太大、睡眠不足時，就容易產生這些慢性發炎的症狀，因此，當中醫在治療這些慢性發炎問題時，就要從根本上調整免疫機能，而不是只根據這些表徵去治療而已，這就是中藥跟西藥之間最大的差異。如果根本的問題不解決，只因為看到表象就給予藥物，即便暫時把症狀壓抑了下來，沒多久又會再復發。

⊙ 為何台灣人常常受濕氣所擾？

　　台灣人之所以常常濕氣纏身，是因為台灣屬於亞熱帶氣候，這些年由於氣候異常以致於夏天高溫的時間更長，冬季變短，再加上北部為盆地地形，位於海岸線附近，其緊鄰東海及太平洋，這使得濕潤的海風較容易影響到該地區。夏季期間，台灣又會受到東北季風和西南季風的交替影響，使得濕潤的空氣較為集中在盆地地區，且台北盆地被周邊山脈環繞，這種地形將造成空氣較難流動，形成一種地形性的封閉效應，此地勢會導致濕潤的空氣相對較容易在盆地中積聚，更增加了濕氣的感受度。

　　再加上，台灣位於東亞大陸板塊、菲律賓海板塊和太平洋板塊的交界處，周邊環繞著東海、南海和太平洋，這樣的地理位置使台灣容易受到來自海洋的濕潤空氣影響，導致濕度相對較高。此外，台灣還擁有獨特的高山和山谷，這種地形可能造成某些區域濕氣停滯、積聚，增加潮濕感。尤其在山區，空氣上升冷卻形成雲霧，使得濕潤程度更為明顯。

　　這樣悶濕的氣候，會讓人不得不長時間待在冷氣房裡，但是，長時間吹冷氣之後，冷氣中的冷風可能使呼吸道黏膜變得乾燥，增加感冒和其他呼吸道感染的風險，也會導致皮膚更為乾燥。冷空氣還可能引起關節疼痛，眼睛

不適、紅腫和疲勞，甚至使免疫系統功能下降。

　　為了減輕這些不良影響，建議在冷氣的環境下保持適當的溫度，避免設定過低，同時維持適宜的濕度，當然，保持室內良好的通風也相當重要。

火氣大是怎麼形成的？

在中醫理論裡，「火氣大」通常是指體內陽明熱盛，也就是身體內部火熱的狀態。長期的情緒壓力和容易生氣的性格、飲食過於油膩、辛辣、燥熱，或者經常暴飲暴食等；以及長時間曝露在潮濕、炎熱的環境中，尤其是不易通風的地方，例如鍋爐旁工作或在高溫的廚房中工作；平時睡眠不足，大便不順……都會導致火氣大。

濕性體質常見的症狀與疾病

◆ 濕熱體質

　　中醫認為：「濕熱之證，陽明必兼太陰者，徒知臟腑相連，濕土同氣，而不知當與溫病之必兼少陰比例。」意思是指，身體內有濕氣和熱氣通常會影響到「陽明」和「太陰」這兩條經絡，這兩條經絡與腸胃、脾相關。如果濕熱

的情況嚴重，則可能涉及到「少陰腎經」，少陰腎經與溫病有關，即會造成身體內出現火熱的症狀，也就是內部的感染與發炎問題（前面提到的火氣大，亦屬於此類）。簡單來說，濕熱夾雜容易導致體內腸胃失調，以及急性感染發炎的症狀出現。

特徵：臉上容易出油、易長暗瘡粉刺、時常容易口乾、口苦、或是口中氣味比較重；常常心煩、眼睛帶紅絲；大便乾燥或是排不乾淨、小便顏色比較深；男生容易陰囊潮濕多汗、女生則容易白帶多，而且顏色黃。

性格：較為急躁易怒。

說明：濕熱體質是最常出現急性發炎問題的體質，舉凡皮膚的痤瘡、毛囊炎、蜂窩性組織炎，女性泌尿道感染，尿道炎……都屬於這一類，也是最常使用抗生素的族群。如果屬於這類族群，你的腸道菌叢可能會在多次使用抗生素之下被破壞殆盡，建議下次疾病再發生時，就是在提醒你最近太累了。此時，應該讓自己的身體多休息，並抽空到中醫診所看診，透過服用中藥的方式來處理發炎問題。因為中藥是腸道菌天然的食物，也就是所謂的「益生原」，不但不會破壞長菌叢的平衡，還可以幫助養好菌，當好菌數量多了，身體的免疫便能維持平衡，才不會動不動就感染。

◆ 寒濕體質

寒濕是中醫學中常見的病證，多由「感受外寒、內生濕邪」所致，意思是指寒濕病證可能是由於長時間暴露在寒冷潮濕的環境中，或者受到冷水、冷風侵襲，導致外部寒邪侵入體內，影響了正常的氣血運行。另外，內部濕濁可能是由於體內濕氣積聚，多與脾胃功能失調、水濕代謝不佳有關，而飲食不節制、情緒不穩、生活作息不規律等因素也都可能會助長內部濕濁的生成。

特徵：臉色偏青白、容易浮腫、腹瀉；皮膚容易長濕疹、身體有沉重感、關節經常疼痛；常出冷汗、四肢容易覺得冰冷。

性格：個性溫和、沉穩。

說明：寒濕體質形成的原因主要是與飲食過於寒涼所造成，尤其是在夏天，每天喝一杯手搖冰飲，是許多人的最愛，但為什麼老中醫時常提醒大家不要吃冰的？其實在中醫的養生觀念裡，非常重視「循環」問題，古人在描述循環這兩個字時，使用的就是氣跟血，所謂的「氣血不通」，指的就是循環不好。簡單來說，我們的身體有一個核心的溫度調控機制，讓體溫維持在38度左右，當今天有外來的寒氣進入到身體裡的時候，人體體溫會瞬間降低，此時，我們的調控機制就必須開始啟動，讓身體維持恆

溫，這樣才能夠保護你的身體不會因為溫度過低而導致體內的荷爾蒙分泌失衡。不過，如果大家常常吃冰的東西或者讓過於寒涼的食物進入身體裡面，頻率一多，恆溫機制也可能會失靈。當恆溫機制失靈時，就容易造成血液循環出現問題、荷爾蒙分泌異常、新陳代謝率降低，於是接下來就會產生許多因為身體偏寒而引起的疾病，例如現代女性常見的痛經、多囊性卵巢、泡芙型肥胖、慢性汗皰疹、關節冷痛等。

Point

常常長汗皰疹的原因是什麼？

汗皰疹其實是一種反覆出現，不容易完全根治的皮膚疾病，尤其是夏天喝下冰冷的飲料、啤酒、吃太多寒性水果……此時，手腳的皮膚可能會出現一顆一顆小疹子，疹子裡面有像是水滴狀的型態。在中醫的論點裡，這就是屬於寒濕型的體質，其實正是腸胃濕氣造成的，因此，就算持續使用皮膚科藥物，也無法根治。在中醫治療上，通常會為個案排除腸胃的濕氣，並建議大家減少飲用冰品或涼飲，否則就算擦再多的藥物都難以痊癒。而且長期使用含類固醇的藥膏，皮膚還會越變越薄，很容易不小心就劃出傷口了。

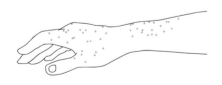

▼ 一張圖讓你看懂自己屬於「濕熱」還是「寒濕」

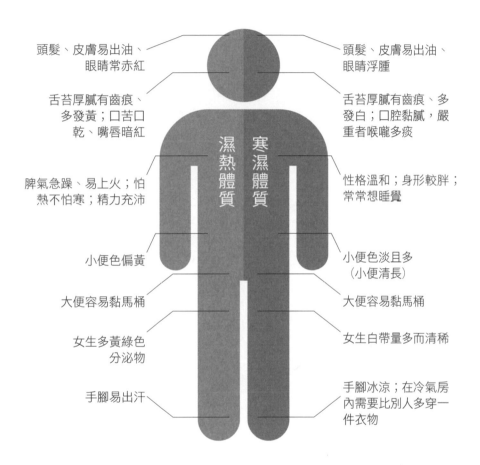

頭髮、皮膚易出油、眼睛常赤紅

頭髮、皮膚易出油、眼睛浮腫

舌苔厚膩有齒痕、多發黃；口苦口乾、嘴唇暗紅

舌苔厚膩有齒痕、多發白；口腔黏膩，嚴重者喉嚨多痰

濕熱體質

寒濕體質

脾氣急躁、易上火；怕熱不怕寒；精力充沛

性格溫和；身形較胖；常常想睡覺

小便色偏黃

小便色淡且多（小便清長）

大便容易黏馬桶

大便容易黏馬桶

女生多黃綠色分泌物

女生白帶量多而清稀

手腳易出汗

手腳冰涼；在冷氣房內需要比別人多穿一件衣物

為何有些人在換季時，容易關節痠痛？

我在門診時，常會遇到有些年長者在換季之際，容易感到手部關節痠痛或是出現腳踝關節痠疼的症狀，這些也是屬於一種發炎反應。有時候，西醫會將之診斷為退化性關節炎或者風濕性關節炎，但如果追究個案過去的習慣便會發現，這類患者可能是因為常接觸冷水，或者夏天吹冷氣時被子沒蓋到腳踝，長期下來才造成冷風侵襲踝關節的問題。

中醫常常講：「風寒濕三氣雜至合而為痺也。」而這裡的「痺」所指的就是骨節疼痛、腫脹、麻木，或者肢體的運動功能受損、感覺異常等症狀的表現。關於「風、寒、濕」這三種導致上述症狀的環境因素說明，為大家整理成如下表格，方便理解：

風	風是一種外邪，有運動、變化快的特性，會迅速侵入人體，引起相應的病變。
寒	寒是一種寒冷的外邪，容易導致人體表面的組織收縮，阻礙正常的氣血運行。
濕	濕是一種濕濁的外邪，可能源自潮濕的環境或體內濕氣積聚，對身體組織有一定的滲透性影響。

當風、寒、濕這三項外邪合併侵入人體，通常以關節處最容易被侵襲，可能因此而導致身體出現關節痠痛的不適感。

針對這樣的病症，在中醫裡通常會運用「袪風散寒」、「除濕通絡」的方法，以恢復人體內正常的氣血運行。在治療上，則會選用比較溫通的藥材，讓末梢循環得以漸漸變好，並搭配特殊的針灸療法，通常很快就能獲得良好的改善。

⊙ 濕性體質的保養建議：排濕熱、預防脾虛

接下來，將為大家分別說明兩種濕性體質，其各自的日常保養方法。

濕熱體質	飲食建議	多吃煮熟的葉菜類、少攝取脂肪含量過高的動物性蛋白質。
	生活指南	養成良好的排便習慣、避免飲用過多酒類飲品。
	中藥建議	黃連解毒湯。
	保健品補充	體內環保酵素、腸道益生菌。

寒濕體質	飲食建議	多吃瘦肉、避免攝取過多的生食及生的蔬菜類、少喝冰飲。
	生活指南	盡量不熬夜並且早睡早起、多喝溫熱飲品、養成良好的排便習慣。
	中藥建議	薏苡仁湯。
	保健品補充	薏仁水、赤小豆水、茯苓糕。

給濕性體質的中藥小百科

◆ 黃連解毒湯

黃連解毒湯其中兩種重要的中草藥為黃連和黃芩，其主要功效是清熱解毒，有助於治療發燒、喉嚨痛、口腔潰瘍、感冒，以及其他由熱毒引起的疾病症狀。黃連解毒湯也可以用於治療腸胃問題，特別是腸胃感染和炎症，它有助於緩解腹痛、腹瀉、嘔吐與胃腸不適。火氣是中醫藥學中的一種概念，指的是體內的過多的熱能，而黃連解毒湯可以幫助降低體內火氣，使身體保持平衡。

◆ 薏苡仁湯

薏苡仁湯被廣泛用於中醫藥裡作為利尿劑，具有祛濕除痺的效果，有助於排除體內多餘的水分和鈉，讓人減輕浮腫和水腫等問題。

給濕性體質的保健品知識

◆ 益生菌

益生菌是一類有益於人體健康的微生物，通常以食品或補充劑的形式供人們食用。益生菌有助於維護腸道的微生態平衡，防止有害細菌的過度生長，降低腸道發炎的風險，並增強腸道黏膜的完整性。這有助於預防腸道問題，如腸炎、腸道激躁症（IBS）和便祕等。腸道內的益生菌可以刺激免疫系統的正常功能，有助於提高對感染的抵抗力。

◆ 薏仁

薏仁是一種常見的穀物，也稱為薏米，其成熟的種子常用於飲食和傳統中醫藥。廣泛用於中醫藥裡作為利尿劑，有助於排除體內多餘的鈉和水分，減輕浮腫和水腫。對皮膚健康有益，可幫助人改善膚色，減輕皮膚炎症和緩解皮膚疾病症狀。

◆ 赤小豆

赤小豆，也被稱為紅豆，是一種經常在亞洲飲食中常用到的豆類。赤小豆含有豐富的鉀，有助於排除多餘的鈉，幫助降低高血壓，減輕浮腫和水腫。它也被廣泛用於

中醫藥裡作為利尿劑。

◆ 茯苓

茯苓，原文為 Poria cocos，又稱茯苓子、地黃花，是一種常用於中醫藥的天然草藥，同樣被廣泛用於中醫藥裡作為利尿劑，有助於排除體內多餘的水分和鈉，減輕浮腫和水腫的情況。茯苓也被認為可以有效調節免疫系統的功能，能幫助人體增強對感染和疾病的抵抗力，更有助於改善睡眠品質。

🏷️ 醫學小講堂：濕氣纏身怎麼辦？

要如何分辨自己是胖還是水腫？

肥胖與水腫的體重分布可能有所不同。肥胖主要是源於指體脂肪增多，而水腫則是因為體內水分滯留。如果體重增加的主因為整體脂肪增多，那麼，身體各部位的體積增加是均勻的。如果是水腫，可能會在特定部位，如腳踝、手指、眼瞼等處出現局部腫脹。也可以觀察自己的腫脹部位，水腫通常表現為局部腫脹，可以用手指按壓腫脹的地方，如果在短時間內出現明顯的凹陷，可能是因為水分堆積引起的水腫。肥胖則為全身性的脂肪增多，按壓不容易出現凹陷。

為何平時皮膚乾燥，卻仍有濕氣問題呢？

這可是兩回事唷！皮膚乾燥表示身體的水分無法到達表皮發揮滋潤效果，但很重要的一個原因是，皮膚的保護油脂分泌不足導致表層會顯得較為乾燥，油脂不足也更容易讓水分被蒸發。然而，體內濕氣很多時，未必代表水分滯留而已，而是身體處在慢性發炎的狀態，比方說，慢性濕疹就很容易出現舌苔偏白厚，濕氣偏盛的情況。因此，皮膚表皮的油脂不足導致的乾燥，與體內的慢性發炎是兩件不同的事情，千萬別混淆了。

經常泡腳來對抗身體濕氣，有用嗎？

泡腳是一種傳統的保健方法，常被認為對身體有
所助益。至於是否能夠對抗體內的濕氣，效果則
因人而異。

泡腳可以改善末梢循環、促進身體的新陳代謝，
有助於排除濕氣，加強淋巴液的流動，改善身體
的排毒功能，因此，睡前以熱水或是中藥用足浴
浸泡並稍加按摩，能讓處於身體最遠端的足部循
環獲得改善，也會改善夜間的睡眠品質。長時間
站立或行走可能導致腳部疲勞，此時，泡腳也可
以放鬆肌肉，緩解疲勞感，讓身體更加舒適。不
過，祛除濕氣並不只是如此，還包括了改善腸胃
系統，更重要的是溫度以及循環，只要能改善全
身循環，就可以減少濕氣的產生。

喝紅豆水可以排濕嗎？

紅豆具有利水除濕及潤腸的效果，富含膳食纖維
和礦物質，特別是鉀，這些成分對促進尿液排除
有一定的幫助，所以也有人認為這有助於排濕、
提升腸道的潤滑程度。紅豆也有些微清熱解毒作
用，因此，可以稍微幫助消腫與解毒，但需要注

意的是，若只是單純飲用紅豆水可能尚不足以解決濕氣問題，應該結合均衡的飲食、適量運動，並且保持良好的生活習慣。

火氣大時，可以喝椰子水或是苦茶退火嗎？

火氣大通常與胃火有關。在這種情況下，椰子水和苦茶都會有些幫助，但效果因人而異，也取決於每個人不同的體質和症狀。椰子水是一種涼性飲品，含有豐富的電解質，可能有助於清熱解渴，降低身體內部的熱度；苦茶性涼，具有清熱解毒的功效。而不論是椰子水或是苦茶，對於消火氣都具有一定的效果，但是，若腸胃虛寒或容易胃痛、月經痛的女性讀者，要注意服用之後可能會有腹瀉反應或更容易胃痛、生理痛，因此，適量飲用即可。

Chapter

6

「痰」性體質

身體肥胖、經常便祕

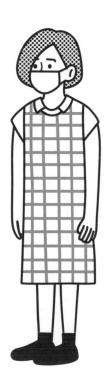

何謂痰濕體質？

前面有提到，痰濕體質的成因除了是因為水分代謝不佳以外，循環也不好，才會造成痰濕的堆積，最常見到的痰濕體質，就是我們常講的現代文明病──三高，即高膽固醇、高尿酸、高血糖問題。

膽固醇、尿酸、血糖……都是人體自己產生的代謝產物，循環不好的時候就無法順利將它們排出，久了便會造成身體的負擔，這些代謝產物被中醫稱為<u>**「痰濕阻滯」**</u>，這個「痰」並不是只有狹義上指支氣管的咳痰，而是全身上下，代謝廢物無法順利排出的這些物質堆積都稱做「痰」。因此，我們常見的痰濕體質族群，大部分都是脂肪豐厚、體型肥胖的狀態，這種體型的人一般也經常會有所謂的三高問題。

如果不透過飲食的控制以及循環的改善，這些堆積的代謝產物將會一直存在身體裡，進而引起更嚴重的發炎問題。比方說，膽固醇偏高造成血管壁脆弱，甚至腦血管容易出現阻塞的問題；高尿酸導致骨關節的變形、疼痛；高血糖造成視網膜病變、皮膚容易感染、免疫系統降低等等。當出現痰濕體質時，需要處理的時間已經比較長，但並非不能逆轉，只是必須花更多的力氣與時間，去治療已然形成的痰濕阻滯。

濕氣是如何變成痰的？

　　氣和痰飲都是由於體內濕濁積聚而形成的，但它們在性質和表現上有所不同。濕氣通常指的是一種濕潤、沉重、阻滯的病理因素，而痰飲則是在濕濁的基礎上凝結而成。濕氣轉化為痰飲的過程為：當濕氣在體內滯留不散，或濕氣與其他臟腑組織相遇，可能逐漸凝聚成液體狀，形成濕濁的狀態；接著，當濕氣凝聚過多或積聚在某個部位時，它則可能進一步凝結成痰飲。

　　痰飲，一般是指一種黏稠、帶有黃色或白色的液體狀濕濁物質，濕濁積聚就會阻礙氣血運行，導致氣機失調。**氣滯失和、氣血運行不暢可能會使濕濁更容易凝結為痰飲**，同時還會引起呼吸系統、消化系統等不同器官的相應症狀。

　　當體內形成痰飲時，會容易出現慢性咳嗽，咳出的痰液可能是黏稠狀、帶有顏色。而當痰飲阻礙了呼吸道，就會導致氣喘和呼吸急促的情況發生；若痰飲影響到了脾胃運化功能，可能導致腹脹、食慾不振，胃酸倒流，胃食道逆流的症狀；如果痰飲阻礙了心臟的正常運作，可能會引發心悸、不規則的心跳以及影響水分代謝，導致心因性水腫的產生；痰飲對神經系統而言則是會影響腦部供血，讓人產生頭暈、昏昏欲睡的不適感，嚴重者，甚至會造成中

風或癲癇的問題。

因此，中醫其實也對「痰」這個疾病，分成了許多類型來描述，舉例如下：

◆ 痰迷心竅

中醫典籍寫道：「痰迷心竅，多由情志所傷，所願不遂，或大怒傷肝，或思慮過度，氣鬱濕阻，化為痰濁，蒙阻心竅，以致神明迷亂而機竅閉阻，目呆神滯，如癡如呆，或喃喃自語，或意識不清。」

上述意指由於心情抑鬱，或者因為強烈的憤怒損傷了肝臟（中醫認為怒傷肝），或因長時間過度思慮，導致體內的氣滯濕阻，最終形成了痰濁。這些痰濁會阻塞心竅，使得神智混亂，表現出眼神呆滯，行動遲緩，甚至出現自言自語或者意識不清的情況。

◆ 痰火擾心

以癲狂為主要臨床表現。多因「痰濁素盛，或素體陰虛陽亢，又受七情刺激而成」。

這是在描述一種病理狀態，強調體內的濕濁和火熱，當痰濁過多，或者因為身體的陰虛陽亢，再加上情緒過於激動對心臟產生影響，因而表現出極端的精神狀態。

◆ 痰熱蒙蔽

「痰熱蒙蔽由熱邪內陷，灼液為痰，閉阻包絡，蒙蔽神明所致。」

這句話是指當體內受到熱邪的影響，使液體形成了痰，並且阻塞了包圍著身體的組織器官，包括大腦，而這樣的阻礙和混濁，會導致大腦陷入神智失常的狀態。

◆ 風痰卒中

「風痰卒中，肝陰不足，肝陽上亢，或陽氣衰微、寒濕內盛之人，若因七情所傷，起居不慎，飲食失節，勞倦過度等因素誘發，氣鬱生痰，風挾痰濕氣血閉阻機竅，發為卒中而見突然昏倒，不省人事，牙關緊閉，口噤不開，兩手握固，二便不通等症，病屬本虛標實，上盛下虛。」

這段則是在描述當肝臟陰虛、陽氣過於亢盛，或者是陽氣虛弱、寒濕滲透到體內的人，如果再受到情緒激動、生活不規律、飲食無節制、過度勞累等因素的影響，就容易引起體內氣的鬱結，形成痰。而這樣的痰，會阻礙氣血在身體中的流通，尤其是阻塞了一些重要通道，最終可能引發卒中（即中風）。中風的表現通常是突然昏倒，失去知覺，牙齒緊閉，嘴巴無法張開，雙手緊握，同時可能伴隨著排尿和排便困難等症狀。這種病症的特點是體內有虛

弱和實症，上半身的氣血過盛，而下半身虛弱。

痰濕體質常見的症狀與疾病

特徵：肥胖、腹部肥滿鬆軟、面色黃腫、容易疲倦；經常關節痠痛、腸胃不舒服、胸悶、痰多；排便量少不暢，沒有天天解便。

性格：個性溫和，穩重、謙恭、善於忍耐。

說明：痰濕體質的主要特點為體內濕濁滯留，容易形成痰飲，其中常被使用的鑑別診斷為**舌苔厚膩**，可能呈白色或黃色，此外，還包括像是喉嚨卡痰、口腔中伴隨著異味、身體感到沉重、容易疲勞，這些都與濕濁阻礙氣血運行有關。而伴隨濕濁影響到脾胃功能，則可能導致食慾不振、消化不良等，相關症狀表現像是：慢性支氣管炎、膽固醇偏高、意識障礙（如癲癇）。

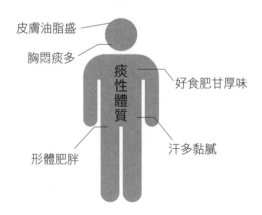

皮膚油脂盛
胸悶痰多
痰性體質
好食肥甘厚味
汗多黏膩
形體肥胖

當脾胃功能不好時，會對人體產生哪些影響呢？

前面提到濕濁嚴重時，可能會影響到脾胃功能，在這裡，要先提醒大家的是，脾胃是中醫理論中相當重要的角色，它們的功能涵蓋了整個消化過程，並與氣血的生成、水液的代謝等有關。

中醫認為「**脾為後天之本**」因此，相當重視脾胃功能的運作，這句話裡的「脾」，通常泛指現代醫學裡的「胰臟」，胰臟分泌的消化酵素，負責將食物消化為營養物質，並將其吸收，供給全身所需。而「後天」指的是出生之後，透過飲食攝取所獲得的養分。此處的「後天之本」即強調了脾（胰臟）在後天營養的轉化和運輸中的重要性。

正因為脾胃位居人體臟腑的中段部位，也就是「中焦」，在中醫學裡被視為整個身體營養代謝的中心，直接影響了身體的健康狀態。脾胃的健康，可幫助人體正常消化吸收和營養轉化，維持身體的平衡。所以如果脾胃功能失調，將導致人們出現排便不順，消化不良，水分代謝障礙等問題。

🧠 面對三高問題，平時應該如何調養？

在本章開頭有提過，痰濕體質其實就是所謂的三高族群，而面對三高問題，體重控制、飲食、運動相當重要。羅馬不是一天造成的，因此，撇除家族遺傳的肥胖基因以外，很多疾病其實往往是不良的生活習慣所造成的。

而在中醫裡要調整三高的症狀，首先就是先做好體重控制。控制體重，絕對不是要求你完全不吃，或者是拚命拉肚子就會瘦下來，是必須正確地選擇健康的食物，少攝取精緻糖分，適度攝取優質的油脂，並且穩定血糖才是最重要的。所以，在臨床上，我常常再三提醒患者，不要以為不吃就會瘦，越不吃東西，你反而代謝率會越低，那麼，而怎麼吃才對呢？

第一，盡量挑選不會影響到血糖波動的食物，才不會讓胰島素分泌增加，因為只要胰島素的分泌增加，就容易造成脂肪的合成，因此，選擇「**低 GI 飲食法**」，以原型的穀類、高蛋白質食物、新鮮的蔬菜、糖分不高的水果為主，才能避免血糖的波動度太大。

再來，在攝取高蛋白質的食物同時，搭配適度的運動，這樣一來，還可以達到增肌減脂的效果，尤其是對於許多年長的三高族群來說，經常因為沒有規律運動，所以

面臨肌肉嚴重流失的問題，也就是所謂的「肌少症」。再加上由於肥胖，身體承受過多重量的壓迫，增加脊椎的負擔，而導致椎間盤壓迫、膝關節退化、骨密度流失……這些都是會連帶引起的退化性疾病。

◆ 痰濕阻滯導致的中風案例

接著，和大家分享一個小小的個案故事。

某個50歲患者，出現步履不穩、言語不清的症狀已經有五年時間。五年前，患者因為突發性的腦血管阻塞而住院治療。當時神志昏迷一陣子後，經過了治療而轉為清醒，即使他神志清楚，但仍留下了一些後遺症。詳細的資料整理如下表：

目前的症狀	言語不利、步履不穩、反應遲鈍、性情急躁易怒；上肢抬舉不利、頸部腫脹、體型結實；大便不通暢。
舌脈診	舌質紅，舌下絡脈迂曲，質暗紅，苔薄黃膩，脈弦。
過去病史	患者有高血壓的病史。根據西醫的診斷，是腦梗塞的後遺症。而根據中醫的診斷，屬於中風的範疇，辨證是三焦氣滯化熱，痰瘀阻滯筋膜。
治療方式	清肝疏肝，解痙緩急，並輔以化痰通絡。

以上就是典型痰濕阻滯的中風、卒中臨床案例。不過，由於現代醫學技術發展得相當進步，許多患者第一時間會先到大醫院急診求助，通常經過斷層掃描找到病灶後，會決定是否需要手術或藥物治療，後續才由中醫門診承接。好處是速度快，但仍會有些許運動神經損傷的後遺症存在，這時候正是透過中醫持續治療的時候。

痰性體質的保養建議：從調氣開始，健胃顧脾

飲食建議	控制體重；減少食用油炸肥膩的食物、多攝取優質蛋白質及適度飲用綠茶，並攝取富含 Omega-3 的食物，如鮭魚、亞麻籽和核桃等。平時多攝取蔬菜、水果、全穀物和豆類等，因為高纖維食物需要更多的能量來消化，可以有助於提高新陳代謝。
生活指南	增加運動頻率、少當沙發馬鈴薯、避免吃宵夜的習慣。
中藥建議	扁豆花、薏仁、陳皮、山楂、荷葉、肉桂。
保健品補充	瓜拿納、納豆紅麴膠囊、含辣椒素的保健品，可適量飲用蘋果醋。

🧠 給痰性體質的中藥小百科

◆ 扁豆花

又稱爬山豆、豆角花，是扁豆（豆角）植物的花朵。常作為治療腸胃消化不良問題的中藥材，有助於健脾化濕，可用於脾虛濕盛、運化代謝失常、進食較少、便溏或泄瀉，及脾虛而濕濁下注*、白帶過多等症狀。

◆ 陳皮

陳皮是曬乾的柑橘果皮，常指曬乾後的橙子或柚子果皮。具有促進消化的作用，有助於減輕胃脹、胃痛和消化不良的問題。陳皮還具有止咳化痰的功效，常被用於治療咳嗽和痰多的症狀。

◆ 山楂

可以幫助調節脂肪代謝。有助於降低血脂，對於高膽固醇和高三酸甘油脂的人特別有益。也能夠幫助人體改善血液循環，減少血栓形成的風險。

◆ 荷葉

有利尿作用，有助於人體排除多餘的水分和鈉，減輕

---

* 濕濁下注，是指濕熱邪氣流注於下焦，引起腎和膀胱氣化失常，可能會出現尿頻、尿急、尿痛、尿短少等癥狀。若濕熱阻於大小腸，則會引起腹痛、腹瀉。

浮腫和水腫。可以調節脂肪代謝，有助於降低血脂，對於高膽固醇和高三酸甘油脂的人尤其有幫助。

◆ 肉桂

是一種中藥材也是香料，被認為可以幫助人們控制血糖數值。如果血糖穩定，便可以減少食慾和食物攝入，而肉桂中的成分又能夠促進新陳代謝，加速熱量的燃燒速率，幫助我們降低食慾進而改善代謝。

給痰性體質的保健品知識

◆ 瓜拿納

它被認為可以幫助人們控制體重，有助於減輕肥胖的風險，降低低密度膽固醇（LDL）。

◆ 納豆紅麴

是一種特殊的紅麴菌（Monascus purpureus）發酵產物，通常使用紅麴菌發酵糯米或稻米製成。納豆紅麴中的紅麴菌所產生的物質，可以幫助降低低密度脂蛋白膽固醇，預防肝臟脂肪堆積和一些肝臟疾病。

◆ 辣椒素

　　辣椒中的辣椒素（Capsaicin）被認為可以提高能量消耗，增加熱量的燃燒速率。食用辣椒或服用辣椒素補充劑可能有助於促進新陳代謝。

◆ 蘋果醋

　　蘋果醋中的醋酸可以幫助降低胃的排空速度*，從而延緩食物進入小腸的過程，讓人有飽足感，減少進食量。也可以幫助控制血糖數值，對於 II 型糖尿病患者格外有效，因為若能穩定血糖就可以減少食慾和減少多餘的食物攝入。醋酸可能有助於提高代謝率，促進熱量的燃燒速率。這可以有效減少體內脂肪積累，特別是腹部脂肪。

---

* 胃排空速度與食物特性和化學組成有關，而「胃排空時間」即食物停留在胃裡消化的時間，若某食物的胃排空時間越長，所帶來的飽足感會越久。

🔖 醫學小講堂：「三高」與你的飲食息息相關

可以透過哪些方法，觀察自己是否有三高風險？

三高通常指的是高血壓、高血脂和高血糖，這些都是常見的心血管疾病風險因素。我們平時可以自己透過居家的簡單檢測來追蹤，包括以下三種：

量測血壓	使用家用血壓計定期量測你的血壓。正常血壓值是120/80毫米汞柱。如果你的血壓持續升高，則可能存在高血壓的風險。
檢測血脂	定期檢查血液中的膽固醇和三酸甘油酯數值。高膽固醇和高三酸甘油酯都是高血脂的指標。
檢測血糖	進行定期的血糖測量，特別是如果你有家族糖尿病的風險，或者有其他糖尿病相關的症狀。

對於身體的各種數值，現在都可以在市面上找到方便的居家自我檢測儀。建議每天或每週定期測量自己的身體狀況，如果超出正常值，可能就要增加運動量或是減少過度油膩高脂肪的飲食，並增加高纖穀類及蔬菜的攝取量，讓身體恢復平衡。

攝取蛋白質與多喝水，何者對身體更重要？

攝取足夠的蛋白質和保持良好的水分平衡，都是身體健

康所需的重要元素，而兩者皆在身體裡發揮著不同的功能與角色，無法輕易將它們排出優先順序。

蛋白質的重要性在於，它是身體組織的基本構建塊，包括肌肉、骨骼、皮膚、髮絲等；它參與了新陳代謝過程，包括酵素的合成，以協助身體進行生化反應。蛋白質也是免疫系統中的抗體和免疫細胞組成的成分，有助於保護身體免受感染。

而多喝水則是因為水對維持體內的水分平衡至關重要，它有助於保持細胞、組織和器官正常運作。水也是身體中許多生化過程的媒介，包括營養物質的運輸和吸收。通過汗腺排汗，水能夠幫助我們調節體溫，以維持正常的生理狀態。更有助於消化，使食物順利通過腸道。

總結來說，兩者都是維持身體健康不可或缺的元素。蛋白質為體細胞提供結構和功能，而水則為身體的基本生理功能提供支持。在日常生活中，應該平衡攝取足夠的蛋白質和水分。最佳的方式，是通過均衡飲食和保持適當的水分攝入，以滿足身體的需求。

痰濕體質吃化痰藥有用嗎？
對於痰濕體質的人來說，使用一些化痰的中藥確實有助

於改善痰的黏稠度，使其順利排出，不過，這僅是針對狹義的「痰」來治療。當身體已經陷入「痰濕阻滯」狀態時，咳嗽有痰僅僅是其中一個症狀，中醫所講的痰濕範圍其實是更廣義的——痰這個代謝產物會堆積在心、腦。堆積在心形成「痰迷心竅」，會出現神志痴呆、舉止失常的癲證、自言自語等；堆積在大腦則容易突然昏倒、四肢抽搐、不省人事、口吐痰涎、兩目上視、手足抽搐如同現代醫學所說的癲癇……因此，治療上會比較複雜，此時，服用中藥及搭配針灸，會是較佳的選擇。

Chapter

「瘀」性體質

形體消瘦、容易感冒

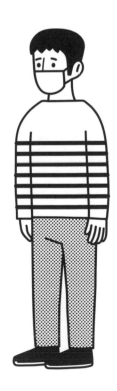

何謂瘀性體質？

　　瘀性體質主要分為氣鬱及血瘀兩大類，氣與血是人體內的兩大基本物質，在人體生命活動中占有很重要的地位。中醫強調「氣行則血行，氣止則血止，氣溫則血滑，氣寒則血凝」，正說明了氣與血的關係，血的運行與溫度有賴於氣的作用，即「氣為血之帥，血為氣之母」。因此，氣病久了會發展為血病，而現代人最常見的氣鬱、氣滯的毛病又多以「自律神經失調」為首。

中醫裡的氣血指的是什麼？

　　在談自律神經失調之前，想先跟大家進一步談談中醫觀點裡的「氣血」。中醫的「氣血學說」強調的是什麼呢？

　　在人體內周流循環不息的物質、能量統稱為「氣血」。氣、血是二分法，凡有形的、可見的，皆歸屬於血，屬陰；無形的、不可見的，歸屬於氣，屬陽。臟器的機能亦屬氣的範疇。

　　氣、血又各自可再細分為廣義與狹義的，如氣又可分為衛氣、肺氣、腎氣……血又可分為肝血、心血、營血……氣、血亦會互相影響與轉化，這就是中醫裡的「氣血學

說」。若是與中醫的陰陽學說合併起來討論的話，則可以歸納出「氣為陽，血為陰」兩個相對的概念。

至於為何中醫學這麼強調氣血必須同調，且缺一不可呢？也是源自於「氣為血之帥，血為氣之母」這句話，意思是氣的運行能夠主導、統御血的運行——**氣透過經絡系統流動，推動血液在血管中循環**。如果氣的運行順暢，血液也會隨之正常流動，以維持正常的生理功能。

血的生成又來自於氣的作用。比方說，氣在脾胃中的作用，能夠將食物中的營養成分轉化為營氣，進而形成血。良好的氣的運行，有助於血的正常循環，同時，充足的血液，又需要豐富的氣來支持。所以，當人剩下最一口氣且即將斷氣之際，血液不久後就會凝滯了。我們也可以把氣的作用想像成心臟的規律脈搏，心臟如同一個幫浦，每天無時無刻、規律地跳動，讓血液可以在全身週而復始地流動。

除了解釋氣血的概念之外，還是要將它與現代醫學的神經內分泌系統做結合，才不會讓人覺得中醫太過抽象或流於理論。不只可以讓血順利運行，氣也掌控著神經傳導及荷爾蒙的分泌功能。而自律神經失調，代表神經系統平衡狀態的混亂，也就是與「氣滯」、「氣鬱化火」的概念相連結。許多人的自律神經失調比較偏向交感神經亢奮，

以中醫對於「氣」的觀點來看，則屬於「**肝陽上亢**」的狀態——當肝臟陽氣過於旺盛或失去平衡，就會影響身體的正常功能，導致出現頭痛，失眠，焦慮，情緒不穩定，易怒等類似交感神經偏於亢盛的表現。

在中醫觀點裡，如何看待自律神經失調？

自律神經系統屬於周邊神經系統，分為交感神經及副交感神經，可以將交感神經想像為油門，副交感神經為煞車，交感神經和副交感神經通常成對分布於同一內臟器官中，利用相互拮抗的作用來協調正常生理活動。比方說，交感神經善於面對緊急狀況，它會促進腎上腺素分泌讓心跳增加、心搏量增加，以應付需要讓身體立刻做出反應的動作；而副交感神經則有著讓情緒平緩的放鬆調節功能，會使身體降低心跳與減少心輸出量。

然而，如果人長期處於高壓或緊張的情緒狀態，交感神經就會變得緊繃，有些人在調節部分出現異常就會發生自律神經失調的問題，包含：睡不著、容易心悸、胸悶、便祕、消化緩慢、胃食道逆流、月經失調……也就是中醫所說的「**氣鬱體質**」。

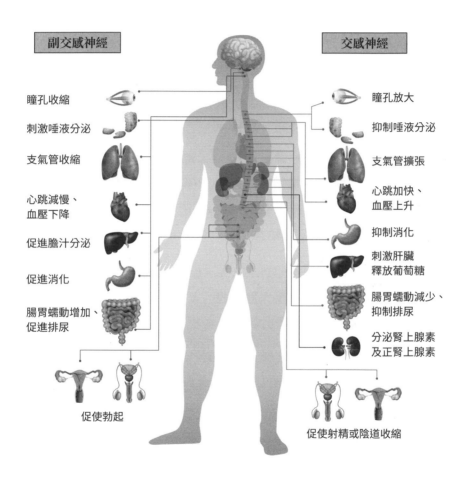

▼ 交感神經與副交感神經活躍時，各自會出現的反應

副交感神經

瞳孔收縮

刺激唾液分泌

支氣管收縮

心跳減慢、
血壓下降

促進膽汁分泌

促進消化

腸胃蠕動增加、
促進排尿

促使勃起

交感神經

瞳孔放大

抑制唾液分泌

支氣管擴張

心跳加快、
血壓上升

抑制消化

刺激肝臟
釋放葡萄糖

腸胃蠕動減少、
抑制排尿

分泌腎上腺素
及正腎上腺素

促使射精或陰道收縮

氣的運行不順暢，久了就會導致血液循環不好，前面有提到氣血的運行都是相輔相成的，其實很多時候，中醫在調整自律神經失調的問題，大多會從疏肝理氣下手。中藥有非常多處方可以將交感神經放鬆，透過中藥、針灸，以及按摩導引到氣功的吐納調理等等，都可以使緊繃的交感神經放鬆下來。

以我自己的中醫門診經驗為例，時常一下針就會有效果了。但是，如果某些人長期因為自律神經失調睡不著，而有規律服用身心科藥物的話，就會需要更長的時間來治療。不過，透過中醫藥的針灸、中藥調理不會有藥物依賴性的問題，也可以避免藥物越吃越重，甚至出現早晨起來昏昏沉沉、頭腦不清楚的狀況。

利用中藥治療自律神經，反而能有效改善睡眠深度與品質，雖然不會馬上讓大腦關機，但是當狀況逐漸改善之後，你整個人的精神體力都會變得更好。

尤其是經過一整天累積的疲勞，大腦會有許多廢物需要透過腦脊髓液來排除，然而，**長期服用身心科藥物入睡的大腦，是無法有效排除大腦廢物的**，所以即便感覺有睡著，但早上起來也不會有充飽電的感覺。此外，長時間大腦無法有效排除廢物，還會導致記憶力減退，失智，阿茲海默等腦部問題發生。

因此，除非緊急必要，建議大家盡量透過適當的身心調理，包括適度運動、均衡飲食、天然的中藥及針灸導引等方式來改善。

瘀性體質常見的症狀與疾病

◆ 氣鬱體質

特徵：瘦人居多、經常失眠；女性在月經前會有乳房脹痛、脅肋兩側脹滿感，伴有疼痛，痛處不定、痛經；容易嘆氣、打嗝、咽喉常有異物感、食慾不佳；容易心慌心悸、健忘、痰多。

性格：容易憂鬱、緊張、焦慮、多愁善感；性格較為內向、憂鬱脆弱、敏感多疑、情感不輕易抒發且過於壓抑。

說明：氣鬱，病證名。出自《素問・六元正紀大論》：「因情志不舒，氣機鬱結所致。證見胸滿脅痛，噫氣腹脹。」《諸病源候論・氣病諸候・結氣候》也指出：「結氣病者，憂思所生也。心有所存，神有所止，氣留而不行，故結於內。」意思指氣鬱的人，通常是由於長時間的憂慮和思慮所導致的。如果心神被某些事情困擾，精神無法得到安寧，就會導致體內的氣無法順暢運行，造成心理上的

負擔和憂慮，進而影響體內氣血變得不流通，最終形成了
氣鬱體質。

何謂乳房纖維囊腫？

這是典型的氣鬱質症狀之一，也許長期工作壓力太大，或
個性使然，內心過於壓抑，症狀表現為月經前會感到乳房
脹痛，甚至是排卵過後就開始一路脹到生理期來才消退。
有些女性還會在排卵過後，下腹兩側卵巢的地方輪流出現
刺痛、抽痛的感覺，這些都是典型的壓力病。

中醫所講的「肝鬱氣滯」、「鬱卒病」，則會透過疏肝解
鬱理氣的方式來調理。建議大家平時多到戶外走走、接觸
大自然，可以幫助自己調節平時積累的緊張情緒、釋放負
面能量。

◆ 血瘀體質

　　特徵：瘦人居多，皮膚較為暗沉、兩頰色斑、眼眶暗
黑、皮膚乾粗；女性容易痛經，經血色紫黑、血塊較多；
容易出血、易發生中風、冠心病、紫斑症等。

　　性格：容易憂鬱、經常感到煩躁、較為急躁健忘。

　　說明：血瘀即血液運行不暢，一般而言，凡離開經脈

之血不能及時消散並瘀滯於某一處，或血流不暢、運行受阻，鬱積於經脈或器官之內呈凝滯狀態，都叫血瘀。導致血瘀的病機包括以下幾種類型：

- 氣滯→血行不暢→氣滯血瘀。
- 氣虛→運血無力→氣虛血瘀。
- 血寒→寒凝阻滯。
- 濕痰阻遏→脈絡不通→血瘀。
- 跌倒外傷或手術史。

當氣血運行受阻形成血瘀的狀態，可以想像成管路不通暢時，水流無法順利流過去，因此，當身體的組織器官周邊血循不暢，會造成組織器官壞死，而壞死的組織無法被身體的巨噬球吞噬的話，就會形成硬塊，也就是中醫所講的「瘀結」。中醫常常會用「瘀」或「結」來表示身體上出現的不會移動的腫塊，不論是用於描述良性或是惡性腫塊。

舉例來說，當身體受到大面積撞傷之後，皮下會產生一大片的瘀血組織，如果循環不好，導致瘀血消散速度太慢，經過一段時間後，就會被組織細胞包圍而形成一片硬塊、沒有彈性的狀態。這時候，觸摸該部位的感覺，就像是不會消散的纖維化組織一樣。在這種情況下，就得利用特殊針法如「火針」去破壞組織，並配合溫通的中藥，來

改善周圍的循環，才能讓硬結的纖維組織逐漸軟化而被吸收殆盡。

因帶狀皰疹留下的神經痛後遺症

帶狀皰疹生長的位置，有可能出現在身體的各個部位，常見的發病區域為胸、腰椎皮節（Dermatome）或是三叉神經（Trigeminal Nerve）、顏面神經（Facial Nerve）。其發生的原因，經常為情志不暢，容易導致肝氣鬱結，日久化火而後外溢皮膚。再者，脾的功能為運化水液，若功能受損則會導致濕濁內生，日久濕濁化熱，搏結於皮膚；到了疾病後期，年老體弱者常會出現「氣血凝滯」，也就是氣血運行不暢，導致疼痛更為劇烈、病程遷延。

簡單來說，此疾病初期為急性疼痛，目前主流的治療藥物在此時大多使用類固醇及止痛藥，對於後期出現的神經痛，則通常會開立 B12 等神經修復的藥物。然而，往往令人困擾的，是纏綿反覆的神經抽痛，這點在中醫辨證上大多屬於「氣滯血瘀」。因此，臨床治療上，可以選用針灸的方式，在局部通經活絡的圍刺法或是從神經根的夾脊穴下針，也可使用點刺放血並搭配中藥活血化瘀理氣的藥物併進，恢復效果往往相當迅速。

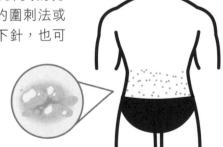

瘀性體質的保養建議：通經、活絡氣血

氣鬱體質	飲食建議	多攝取富含 Omega-3、EPA、DHA 的食物，並多喝疏肝理氣茶飲，如玫瑰花、薄荷、佛手柑、洋甘菊、薰衣草等。
	生活指南	放開心胸，平時多進行能接觸大自然的戶外運動。
	中藥建議	加味逍遙散、四逆散、柴胡疏肝湯。
	保健品補充	建議可以補充維生素 D、B6、B9、B1，以及 GABA、南非醉茄、聖約翰草、纈草、腸道益生菌。

血瘀體質	飲食建議	做好保暖讓身體循環改善，可多攝取有益於活血的食物，如川七、當歸、洋蔥、蓮藕等。
	生活指南	多加留意保暖，避免身體過度寒冷，並適當運動。
	中藥建議	丹參、陳皮、紅花、血府逐瘀湯。
	保健品補充	蚓激酶、丹參膠囊。

給瘀性體質的中藥小百科

◆ 加味逍遙散

最初是出於張仲景《傷寒雜病論》中，記載方劑逍遙散延伸出來的加減方，被廣泛用於中醫裡，以治療情緒失調、情緒抑鬱、焦慮等心理和情感問題為主。其中的一些成分，被認為對荷爾蒙的平衡有一定的影響，特別是對女性來說，可能有助於調節月經週期、減緩經前期綜合症（PMS）癥狀。

◆ 四逆散

可用於改善氣血循環，促進體內經脈的暢通。它有助於緩解經脈受阻，或血液循環不暢所引起的疼痛和不適。

◆ 柴胡疏肝湯

其主要作用是疏肝解鬱，有助於緩解因情緒不暢、情感抑鬱、焦慮、易怒等情感問題所引發的肝氣鬱滯症狀。它可以平和情緒，減輕情感不適。

◆ 血府逐瘀湯

血府逐瘀湯被認用可以疏通經絡，改善血液循環。並且有助於減輕瘀滯，改善中風後遺症，使血液更加流暢，

緩解因血液循環不暢而引發的疼痛和不適。

◆ 紅花

被廣泛用於中醫裡，特別是用於改善血液循環、促進血液流動、防止及緩解血瘀和血栓的形成。因此，它常被運用在治療痛經、經血不調、瘀血症狀等等。

給瘀性體質的保健品知識

◆ Omega-3脂肪酸

特別是來自魚油的EPA（二十碳五烯酸）和DHA（二十二碳六烯酸），已有研究表明可以有效改善情緒、減輕焦慮和抑鬱症狀。

◆ 維生素D

缺乏維生素D的話，有可能會引發情緒低落和抑鬱。為了確保體內有足夠的維生素D，建議大家可以透過中午時間，外出曬30分鐘的太陽光，並且均衡飲食、攝取營養補充劑來提高血中的維生素D濃度。

◆ B 族維生素

維生素 B6、B9（葉酸）、B12等 B 族維生素，對於維持神經系統的正常運作有著關鍵作用，也能幫助人們維持心情穩定。

◆ 益生菌

腸道的健康與我們的心情息息相關。而益生菌和益生原都有助於維持腸道健康，也對情緒有一定的助益。

◆ 聖約翰草

聖約翰草（St John's wort）的學名其實是貫葉連翹（Hypericum perforatum），為一種歐美常見的草本藥物，主要用於婦女調經，亦有寧神、平衡情緒的作用。臨床上也發現，聖約翰草對憂鬱症患者有療效。

◆ 南非醉茄

南非醉茄的原文是 Withania somnifera，含有多種植物活性成分，包括醉茄內酯（withanolides）、皂苷（saponin）、生物鹼（alkaloid）及胺基酸等，藥理上的功效包括：抗焦慮、降血壓、鎮靜、免疫調節、鎮痛、抗炎、抗腫瘤及抗氧化等。

◆ 纈草

是具有獨特氣味（臭味）的香草植物。纈草根能用來沖茶、煎藥或萃取出精油，有幫助放鬆和鎮靜的功效。高劑量的纈草萃取物還有助眠的作用。

◆ 蚓激酶

原文為 Lumbrokinase，是一種蛋白酶酶類物質，最初從蚯蚓體內提取得到，後來也可以通過微生物發酵來獲得。它可以預防並減少血栓的形成，降低血液的黏稠度。蚓激酶可能會與某些藥物相互作用，特別是抗凝血藥（如華法林）或抗血小板藥物，因此，在使用之前應諮詢醫生的建議。

◆ 丹參

原文為 Salvia miltiorrhiza，被廣泛用於維護心血管健康。它有助於擴張血管、降低血壓、改善血液循環，並減少心臟病風險；還可降低血液的黏稠度，減少血栓形成的風險。

🔖 醫學小講堂：關於針灸的那些事

針灸的原理及療效為何？

針灸的原理包括氣血流通與穴位本身對神經系統的刺激作用，中醫認為，透過針灸可以達到陰陽五行與體液平衡之效。

至於針灸的療效，對於神經肌肉的損傷，可以透過針灸達到修復與放鬆的效果，而針對內科疾病，則能夠藉由針灸達到氣血平衡的作用。此外，針灸的深度刺激也可以改善大腦神經內分泌系統的反應，包括止痛、平衡交感神經的作用以及修復軟組織損傷。甚至在面對骨關節退化或是脊椎移位的疾病時，也能借助針灸鬆解的手法，減少開刀的風險。

針灸有副作用嗎？哪些狀況不適合針灸？

針灸的副作用通常是較輕微的，不良反應的風險相對較低，以下是一些可能的副作用，包括疼痛、出血，比方說，在針灸過程中，偶爾會出現輕微的疼痛或針孔位置有出血的情況，較嚴重者可能會出現局部瘀血或瘀青，但這通常是暫時的，也有些人在接受針灸後會感到疲倦或暈眩。

至於不適合針灸的狀況，分別列舉如下頁表格：

有血液凝結相關的問題	若患有血液凝固異常，或有服用抗凝血劑如阿斯匹靈者，應事先告知醫師，以免加重凝血時間過長的問題。
嚴重糖尿病患者	在針灸過程中，針需要穿透皮膚，因此，若有重度糖尿病的人，會有較高的感染風險。
懷孕初期	有些針灸點可能與懷孕初期的調理有關，因此，在懷孕初期需要經過醫師評估，並且選擇在安全穴位施治，以降低風險。

建議多久針灸一次比較好？

頻率和時長的針灸治療，可因個人情況而異，並且通常取決於症狀的嚴重程度、治療目標以及個體反應。如果是處理急性症狀，可能需要更頻繁治療，例如每週2到3次或更多，直到症狀有所改善；對於慢性問題，可能一週僅需要治療一次，然後逐漸減少治療頻率，直到症狀穩定。

而若是只需要保養和預防疾病，有些人會選擇進行規律的針灸治療以維持身體的平衡和健康。在這種情況下，一個月一次或更少的頻率往往就足夠了。最重要的是，針對每個人的情況，針灸治療頻率應該是依據個體而

定。這部分建議大家與專業的中醫師討論較為妥當。

針灸之後，身體微微不舒服是正常的嗎？

在接受針灸治療後，有些人可能會感覺到身體微微地不舒服，這在大部分的情況下是正常的。針灸後的感覺，通常被描述為輕微的麻痛感、痠脹感甚至是些微發熱感，或者在針灸點周圍有淡淡刺痛感，這些感覺是正常且暫時的，有些人可能會持續幾小時到一天。不過，通常經過一整夜的睡眠後，痠痛腫脹就會緩解，而且原本不舒服的地方也會大幅改善。

但如果不適感過於強烈或持續時間較長，應立即告知並接受你的醫生協助改善，或許透過熱敷、遠紅外線的熱療可以較快改善針灸過後的痠麻脹痛感。

「結」性體質

肌肉僵硬、急躁煩悶

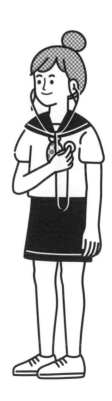

何謂結性體質？

國健署在112年11月10日公布了最新癌症登記資料的分析結果，110年癌症發生人數近年來首度下降，平均每4分19秒有1人罹癌，若以年齡來看，癌症新發生人數大多集中於50歲以上族群，占83％，而癌症發生人數則以70到79歲較明顯。

中醫裡提到的「結」，有所謂的「癥瘕積聚」之稱。「癥」是指有形的腫瘤積在腹腔內；「瘕」是無形的堆積物；「積」是在一個定點位置有塊狀牢固之增生物，而且固定不動；「聚」則是軟塊腫脹，和「瘕」一樣，施以外力推動就會轉移位置，有時聚，有時散，不會在一定的位置──這些都是血液凝固障礙的病理過程。

依照血瘀程度不同可分為以下幾種類型：尚未成血塊而只是血行不良之淤積，稱為「瘀血」；若已經成塊在腹中而牢固不動，則稱為「血癥」；用外力推，能移動者稱作「血瘕」。

「積聚」一詞首先在《難經》一書出現，「癥瘕」則收載於《千金方》，不論如何，皆為難治之症。這些症狀大多是組織細胞增生或肥大，或細胞癌腫。前者多良性，後者則多為惡性，二者預後*情況不一。然而，可攻下者

較能治好，也就是透過泄熱通便以排除積滯，若免疫力低下、體力不良，不堪攻下的患者就很難治好。

　　「結」性體質，顧名思義，就是易生腫瘤的體質，包含了前面所提到的「癥瘕積聚」、良性的囊腫以及惡性腫瘤都屬於結滯體質。其實，這種情況並沒有屬於哪一種特定的體質，而是導因於〈第四章〉所提到的「虛」性體質開始。從前面章節描述各種體質的成因可以知道，疾病其實都是一步步累積而成的，**當身體開始出現長期的疲倦、虛弱時，慢性發炎就漸漸產生了**，等進入結滯的狀態，也就代表氣血嚴重阻滯不通，白血球已經無法吞噬身體的外來物質或無法正確辨認腫瘤細胞，以致於任憑腫瘤組織無限發展，甚至隨著血液全身流竄，這也代表身體免疫細胞的辨識能力不足，免疫功能嚴重低下。此時，你的身體就已經由慢性發炎轉變成為嚴重發炎的狀態了。

　　而其中，比較容易發展成為結性體質的前期體質，主要為以下四種：**氣虛、氣鬱、血瘀、痰濕**。因此，如果你出現下頁開始列出的症狀，可能就要多留意身體狀況，並且考慮向中醫求診。

　| * 醫生視當時疾病的發展與症狀，預測後續的過程與結果。

結性體質常見的症狀與疾病

◆ 氣虛體質

特徵：容易生重病、慢性疲勞、常感到疲倦乏力，即便休息時間充足，仍難以恢復精神；氣短、呼吸急促、聲音低弱；四肢無力、有沉重感、動作遲緩；心悸、容易失眠；食慾不振、消化功能相對虛弱；臉色較蒼白、缺乏紅潤感；免疫力較差，容易受到外界環境中的病毒、微生物等侵襲而被感染疾病。

性格：氣虛體質的形成可能與先天不足、後天養生不當，以及情緒過度憂慮等因素有關，但更重要的關鍵是，沒有養成規律的運動習慣，由於長期久坐辦公室而太少活動身體。

說明：氣虛體質會轉變成結滯體質的主要原因為**免疫系統低下**，我們知道許多惡性腫瘤與病毒感染身體有關，但是，當免疫功能良好的時候，免疫細胞可以把外來的病毒跟微生物吞噬掉。而虛性體質的人，因為整天總是感到疲倦無力，身體的抵抗力自然會比較差，容易有慢性疲勞的問題產生，所以相對地，他們的免疫細胞工作能力往往更差，也就是沒有辦法完全將外來的病毒跟微生物辨識出來並消除它。因此，虛性體質造成腫瘤的原因主要是身體

在長期的疲憊之下，導致免疫系統的防禦功能不佳，於是這樣的人特別容易受到病毒感染。臨床常見的疾病如：鼻咽癌、肺癌等疾病。

◆ 氣鬱體質

特徵：情緒低落、憂鬱、無精打采、容易焦慮；胸悶、胃食道逆流、腸躁症、自律神經失調。

性格：情緒較為壓抑，容易因外在人、事、物的刺激而造成心情上的波動。

說明：此體質的常見特徵是常常有話放在心裡不說出來，表現出來狀態為容易疲勞、肌肉痠痛等，此性格容易造成人情緒低落、憂鬱、無精打采、胸悶、心悸、焦慮、恐慌。也因為平時較為壓抑，身體氣機流暢度不佳，久而久之，氣的運行不暢容易導致血液循環不順暢，進而形成更為嚴重的「血瘀質」。另外，氣鬱質的人可能會因為情緒壓力較大而睡眠品質不好、腸胃消化狀況不佳，並且容易出現胃食道逆流、大腸激躁症等，也可能造成自律神經失調，而氣鬱結久了就會變成阻滯的情況，也就是說，若**氣血的循環在長時間下處於不好的狀態，就容易引發結滯的症狀**。常見的疾病像是：乳房纖維囊腫、肝臟水瘤、卵巢水瘤、各種乳癌、卵巢癌等等。

◆ 血瘀體質

特徵：面無血色、手腳長期冰冷、皮膚色澤暗沉，身上經常出現瘀斑、瘀點；月經不調、經血淋漓不斷、血塊較大；舌質呈現暗紫色等。

性格：血瘀體質的人可能容易情緒不舒暢，出現易怒、焦慮、憂鬱等心情波動。

說明：其實，「氣滯」和「血瘀」時常是好朋友，因為兩者皆與**血液循環**有關，往往會相伴出現，只是嚴重程度的差異而已，而血瘀滯的人更容易出現臉色暗沉。常見的疾病像是：子宮肌瘤、子宮腺肌症、巧克力囊腫、淋巴腫瘤、骨肉瘤、皮膚癌……之類。

◆ 痰濕體質

特徵：體型容易肥胖（尤其是在腹部和臀部）；傷口不易癒合；三高族群；愛挑食、容易有食慾不振、呼吸不順，胸悶、氣喘；四肢容易感到沉重、步履緩慢；常感到喉嚨有痰，咳嗽或咳痰的頻率較高；頭暈、目眩等。

性格：痰濕體質未必與性格有關，而可能與先天不足、後天養生不當、平日飲食口味太過重鹹或是喜愛膏粱厚味、飲酒量較多等因素有關。

說明：此體質的人，大部分都有三高的風險，而患有

三高的人往往免疫功能也比較差，像是有肥胖症、糖尿病的人，都是**屬於抵抗力不佳的族群**。比方說，以糖尿病患者而言，面對一般感染的時候，傷口癒合能力通常比正常人來得差，因此，他們可能會因為一點小傷口就造成蜂窩性組織炎，也容易得到感冒，而且恢復期又比一般人來得長。而肥胖者則是因為血液中的脂肪過高，造成血管阻塞與硬化，如果血管的阻塞發生在腦部就很容易造成中風的危機，腦部血栓也是結滯問題的一種，除此之外，這種體質的人還有可能出現心腦血管阻塞、動脈粥狀硬化、直腸癌、肝癌等疾病。

總結來說，結性體質並沒有明確屬於哪一種體質，往往都是長期累積而來的，通常是以上四種體質類型發展為結性體質的比例較高，但其他體質也是有機會轉變為結性體質。

女性常見的巧克力囊腫，該如何改善呢？

至於容易由血瘀體質轉變成的巧克力囊腫，好發於年輕女性，又稱為子宮內膜異位瘤，就是原本應該長在子宮裡面的子宮內膜組織，隨著經血逆流長到其他地方了。除

此之外，也有可能是因為免疫系統異常或血液淋巴系統傳送，使子宮內膜組織轉送至腹腔、卵巢、輸卵管、大腸、子宮直腸間的凹陷處而造成的。

巧克力囊腫發生率大約是 1 ～ 7％，而在不孕症的女性中，有巧克力囊腫的比率則高達 20 ～ 30％，可以說是導致女性不孕的常見疾病之一。特徵是經期容易疼痛，因為異位的內膜組織也可能跑去骨盆腔內的卵巢、子宮表面、輸卵管等處，形成異位斑塊。

▼ 巧克力囊腫是如何發生的？

子宮內膜細胞跑到子宮外的四種可能原因：

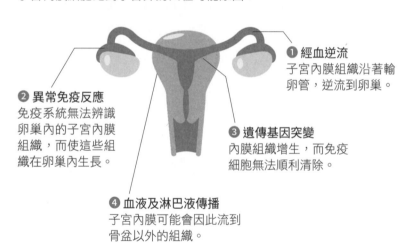

❶ 經血逆流
子宮內膜組織沿著輸卵管，逆流到卵巢。

❷ 異常免疫反應
免疫系統無法辨識卵巢內的子宮內膜組織，而使這些組織在卵巢內生長。

❸ 遺傳基因突變
內膜組織增生，而免疫細胞無法順利清除。

❹ 血液及淋巴液傳播
子宮內膜可能會因此流到骨盆以外的組織。

接下來，和大家分享一個診間的個案。某位29歲的年輕女性，職業為老師，因為身為新手教師，在初任教時必須整理許多教案及題庫，因此，她每天都工作到半夜兩、三點才休息，長時間的日夜顛倒下，導致體重逐漸增加與痛經，時常感覺疲倦、排便不順及下半身浮腫，儘管月經時間準時，但是每回排卵期過後即會感到左右卵巢輪流有抽痛感。

來中醫門診治療後，新陳代謝狀態有逐漸恢復正常，但是痛經仍會發生，西醫診斷為巧克力囊腫且建議手術治療，她在手術後連續服用半年柳培林藥物後，暫時停經。以下是她當時來求診時的詳細資訊以及後續的調理方式：

臨床表現	痛經、性交疼痛、不孕症。
西醫治療	止痛藥物或手術搭配柳培林等藥物，製造假性停經的方式防止疾病再次復發。
中醫治療	說明：個案是由於氣滯血瘀、氣虛血瘀、陰陽失調、下焦虛寒而導致胞宮及胞脈失養、癥瘕積聚、肝腎虛損。 治療原則：理氣活血，調經止痛。 平時：疏肝理氣輔以暖子宮、健脾補腎的方式。 行經期：暖宮止痛，活血化瘀。

後來，在中醫治療大約3到6個月後，個案的經期疼痛狀況減輕了8、9成，但是，巧克力囊腫是相當容易復發的疾病，仍建議她平時少吃寒涼食物並多運動以改善循環，減少子宮內膜的組織細胞聚積，並保持足夠的休息，避免復發的風險。

臨床上，許多女性朋友發生巧克力囊腫的原因大多是由於**睡眠時間不足，造成骨盆腔出現長期慢性炎症的反應**，即使經過手術，若依舊不多加休養仍會容易復發。身體會從前面所提到的虛性體質開始，持續地慢性發炎而產生組織堆積的痰濕，之後若未消散，則會漸漸形成較為固形的血瘀，最後就成為癥瘕的「結」了。

這樣的進程也與子宮腺肌症相似，子宮腺肌症是一種子宮內膜腺體的腫瘤，月經來時，因為腺體腫脹，造成經血量大增，所以時常會造成大出血。其腫瘤的生成與發展也是和巧克力囊腫類似的機轉，因此，當身體處於慢性疲勞的狀態時，千萬不要輕忽，因為後續的進程很有可能會持續走下坡。

✅ 吃中藥四物湯會長子宮肌瘤嗎？

子宮腺肌瘤是一種常見的婦科疾病，通常與女性荷爾

蒙指數、遺傳以及其他生理和環境因素有關。但是，會造成腺肌瘤與長期的慢性發炎有關係，也就是我們前面重複提醒大家的，**疾病的發生是從身體的疲倦、虛弱開始**。子宮腺肌瘤就是子宮內膜長期的慢性發炎，導致組織細胞增生，增生在一般子宮內膜組織的叫做「肌瘤」，如果組織細胞是增生在腺體則稱為「腺瘤」，而導致慢性發炎的原因我們前面都提過了，並不會因為是否有吃了四物湯而有任何影響。再者，四物湯原始出處見於晚唐藺道人所著的《仙授理傷續斷祕方》，其文中提到：「四物湯，凡傷重腸內有瘀血者用此。而後演變為補血、補肝、疏肝、調經之良方。」

總結來說，四物湯主治一切血虛以及婦女月經不調等症狀。從活血調經的概念出發，藥性偏「熱性」，較適合「血虛」且體質偏「寒」的人服用。這樣特性的組方自然不會造成肌瘤的生成。

惡性腫瘤可以吃中藥嗎？ 會讓腫瘤越補越補大？

結性體質易生腫瘤，而身體長了惡性腫瘤即為癌症。其中的原因包括細胞突變與病毒感染，不管是哪何種原

因，最主要都是由於身體的免疫系統無法辨識與消滅這些外來物質。然而，當身體產生惡性腫瘤時，通常代表了免疫系統的狀態已經相當糟糕，而服用中藥可以提升身體的元氣，自然也能提升免疫功能，但是，仍有許多人誤以為吃中藥及補藥，反而會補到癌細胞，這個觀念其實是缺乏醫學根據的。

癌細胞的能量來源主要是透過一個被稱為「戰爭堡壘效應」（Warburg Effect）的代謝機制。正常細胞主要會透過氧化磷酸酯化（oxidative phosphorylation）產生能量，這是一種需要氧氣的代謝途徑。然而，癌細胞通常傾向於使用另一種代謝途徑，即無氧糖酵解，這種過程不需要氧氣，並且在缺氧的環境中更為活躍。也就是說，**癌細胞傾向於透過無氧糖酵解**，將葡萄糖轉化為乳酸，而非正常的氧化磷酸酯化途徑。這種方式能夠更快速地產生 ATP（三磷酸腺苷），提供癌細胞所需的能量。

癌細胞通常必須大量攝取葡萄糖，這種現象被稱為「糖貪婪」。這使得癌細胞能夠更有效地利用葡萄糖進行能量生成。癌細胞會將代謝產物排放到細胞外，使細胞周圍的環境呈鹼性，這不但會抑制正常細胞的生長，同時也能促使癌細胞生長。所以，**常吃高升糖食物的人才會容易補到癌細胞**，而不是吃中藥的補藥會補到癌腫瘤，千萬不要再落入這樣的迷思裡。

事實上，許多中藥都有提升免疫細胞活化的能力，如靈芝、冬蟲夏草、茯苓、黃耆、人蔘、甘草、板藍根、當歸、枸杞⋯⋯不過如果是患有僵直性脊椎炎（Ankylosing Spondylitis）、風濕性關節炎、紅斑性狼瘡、自體免疫性甲狀腺炎（Hashimoto's thyroiditis）、葛雷夫氏症（Graves' disease）、硬皮症（Systemic Sclerosis）、類澱粉蛋白血管炎（Amyloid Angiopathy）等等屬於免疫系統過於活躍的疾病，就不建議服用任何補品了，治療上反而應該以清熱解毒為主。

簡言之，任何疾病治療都有分層次與程度上的差異，每個疾病的治療階段及用藥都不盡相同，也不是所有疾病都可以自己下診斷，或聽信坊間傳言自行買藥服用。建議大家如果有需求，還是尋找信任且合格有經驗的醫師來協助，才不會耽誤了病情。

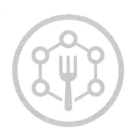

給結性體質的保養建議：調節情緒、防止體內缺氧

氣鬱體質	飲食建議	花草茶，如玫瑰花、薄荷、佛手花、馬鞭草、甘草等具有疏肝理氣效果的茶飲，且午後避免飲用刺激性飲料，以免影響睡眠。
	生活指南	平時多從事一些可以幫助你放鬆心情的活動，比方説，少接觸政論性節目，多閱讀輕鬆小品。
	中藥建議	逍遙散，柴胡疏肝湯。
	保健品補充	南非醉茄、GABA。

血瘀體質	飲食建議	川七炒麻油、蓮藕排骨湯。
	生活指南	天氣溫差大時多加一件衣服，冬季亦可穿戴圍巾、口罩，注意保暖，以避免受寒。
	中藥建議	血府逐瘀湯、桂枝茯苓丸、紅花茶。
	保健品補充	丹參膠囊、魚油。

氣虛體質	飲食建議	多吃牛肉、羊肉、豬肉料理。
	生活指南	睡眠充足並多到戶外運動、活動身體。
	中藥建議	補中益氣湯、生脈飲。
	保健品補充	花旗蔘茶、冬蟲夏草膠囊。

痰濕體質	飲食建議	少油膩,以清淡料理為主,平時應避免油炸食品及甜食、零食等,多攝取新鮮蔬菜、瘦肉、味增湯、海帶湯等。
	生活指南	養成良好排便習慣,有進就要有出。
	中藥建議	山楂、陳皮、焦三仙。
	保健品補充	蚓激酶、納豆紅麴膠囊、魚油。

給結性體質的中藥＆保健品知識

◆ 桂枝茯苓丸

經常被用於治療月經不調、痛經和經血過多等婦科問題。它有助於平衡月經週期、緩解痛經和經期不適。

桂枝茯苓丸是活血化瘀、緩消症塊的藥方,而瘀血為中醫的病理概念,傳統中醫常使用桂枝茯苓丸治療瘀熱互結的病機(由現代醫學的角度來看,可歸於瘀血的停滯)。故此方可用來治療與瘀血相關之疾病,比方說子宮肌瘤。

◆ 焦三仙

焦三仙是焦神曲、焦山楂、焦麥芽三種藥配伍*的統

| *將不同的藥物調配在一起使用。

稱，具有健脾開胃、消食導滯（緩解消化不良）的功效。它也經常被用於治療因濕熱而引起的症狀，比方說濕疹、痤瘡、尿道感染等，能幫助身體清熱解毒，減輕濕熱引發的不適感。

◆ GABA

GABA 全名為 γ - 氨基丁酸（Gamma-Aminobutyric Acid），被認為是中樞神經系統的主要抑制性神經傳遞物質之一，它可以降低神經元的興奮性，從而具有鎮靜和抗焦慮的效果。它有助於減輕焦慮和放鬆，並改善入睡和睡眠品質。

🥄 醫學小講堂：四季的調養提案

中醫經典裡的《黃帝內經》是一部關於中醫基礎理論的書籍，其中包含了豐富的中醫學理論、臨床經驗和醫學知識，對中醫學的發展有著深遠的影響。

《黃帝內經》包括兩大部分，分別是《素問》和《靈樞》。《素問》又稱《黃帝內經素問》，為《黃帝內經》的主要篇章之一。全書共81篇，以對話的方式，記錄了黃帝與其醫學門徒岐伯的談話內容。內容涵蓋醫學、生理、病理、診斷、治療、飲食調理等多方面的知識，是古代中醫學理論體系的總匯。

而《靈樞》又稱《黃帝內經靈樞》，全書共81篇，記錄了黃帝與醫學家扁鵲的對話內容。《靈樞》主要涉及經絡學、針灸、推拿按摩、陽明學說等層面，被視為中國古代醫學經典中最貼近臨床實踐的部分。

中醫強調的四季養生理論，出自於《黃帝內經‧四氣調神大論》篇章，以下分別為大家說明春、夏、秋、冬分別適合做哪些調養。

春季宜養肝

《黃帝內經‧四氣調神大論》中這樣寫到：「春三月，此謂發陳，天地俱生，萬物以榮，夜臥早起，廣步於

庭，被髮緩形，以使志生，生而勿殺，予而勿奪，賞而勿罰，此春氣之應養生之道也。逆之則傷肝，夏為寒變，奉長者少。」

「逆春氣，則少陽不生，肝氣內變。」強調一年之始的春季生機蓬勃，並提及一系列的保健建議，比方說入夜即睡，隔日早起，且起床後可以出門散步走走、曬曬太陽、讓自己保持心情舒暢等。同時，這句話也警示了我們如果違逆春季之氣，可能會對自己的身體帶來危害，特別是對「肝臟」的損害。若提供給夏季的生長之氣不足，人體到夏季就容易發生寒性病變，影響生理機能的運作。

夏季宜養心

《黃帝內經‧四氣調神大論》中寫到：「夏三月，此謂蕃秀，天地氣交，萬物華實，夜臥早起，無厭於日，使志無怒，使華英成秀，使氣得泄，若所愛在外，此夏氣之應養長之道也。逆之則傷心，秋為痎瘧，奉收者少，冬至重病。」

「逆夏氣，則太陽不長，心氣內洞。」則強調夏季應該早起、避免白天睡太飽、對外在事物抱有興趣、平時少發怒等。這句話也提醒了我們，如果違逆夏季之氣會對「心

臟」帶來損害，且可能導致人體在秋季容易發熱或引起瘧疾。

秋季宜養肺

《黃帝內經・四氣調神大論》：「秋三月，此謂容平，天氣以急，地氣以明，早臥早起，與雞俱興，使志安寧，以緩秋刑，收斂神氣，使秋氣平，無外其志，使肺氣清，此秋氣之應養收之道也，逆之則傷肺，冬為飧泄，奉藏者少。」

「逆秋氣，則太陰不收，肺氣焦滿。」一句則強調了人們秋季應早睡早起、保持心神安定等等。並且告訴我們違逆秋季之氣可能會危害到「肺部」，造成人體在冬季時容易腹瀉。

冬季宜養腎

《黃帝內經・四氣調神大論》：「冬三月，此謂閉藏，水冰地坼，無擾乎陽，早臥晚起，必待日光，使志若伏若匿，若有私意，若已有得，去寒就溫，無泄皮膚使氣亟奪，此冬氣之應養藏之道也。逆之則傷腎，春為痿厥，奉生者少。」

「逆冬氣，則少陰不藏，腎氣獨沉。」此段告訴我們冬天

應早睡晚起，等待日光出現後再起床、避免過度暴露於寒冷之中、減少操勞、不輕易擾動陽氣等。如果違逆了冬季之氣，可能會對「腎臟」帶來損害，而這將導致人在春季時腰腿無力、四肢冰冷，尤其對於處於黃金歲月的青壯年來說易造成損耗。

Chapter

9

以均衡運動，
來有效改善體質

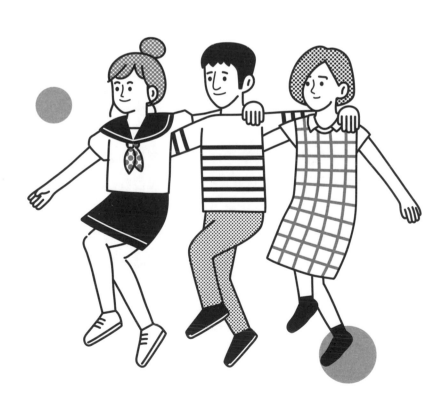

生活型態轉變所帶來的影響

　　隨著現代高科技發展、文明進步，人類因有了更舒適的生活環境、更便捷的交通工具、更美味精緻又高熱量的合成食物，而大幅度地改變了生活型態，如飲食的攝取過度營養、不正常的作息與睡眠、缺乏人體應有的活動慣性（運動量少），使生理機能未能隨著發育過程得到應有的發展。

　　早期經濟尚未開發，生活環境品質及物質條件較差，當時的人們有更多的身體活動需求，也食用較為天然的食物。反觀現代，孩童的生活遊戲場所從戶外轉移到室內電腦桌前，身體活動的空間與次數減少，再加上不可避免的基改合成食物、不健康的速食飲食習慣，影響了應有的正常成長規律，而造成發育不良、肥胖與身體適能衰退等現象。進入成年以後，由於一頭栽進繁忙的工作裡，此時，若是生活作息不規律、嚴重缺少運動，更容易引起現代文明病（如代謝症候群）、血管疾病與其他慢性疾病，還會直接影響到家庭生活與工作事業發展，到了老年更無法享受退休生活。因此，如何改變生活型態、提升身體的活力素質、遲緩退化、享受一輩子辛苦累積的資產，提高生命尊嚴，才是人生最重要的課題。

🧠 運動為何這麼重要？

以往，亞洲地區民眾較不重視以運動來促進身體的健康，大多只做到用養生食補、補充藥物或營養品的方式，來維持身體機能的「保健」；或者經常以節食來避免過多的營養攝取、選擇安全的食品（比方說無汙染、有機）、定期進行身體檢查，來「預防」自己的身體出現狀況，其實這些都是較為消極的思維與措施。

在許多歐美國家，體育課程是根據不同年齡及各學程，依人體生理成長趨勢，透過運動刺激並促進各生理機能增長，更藉由體育活動引導學童走入人群，學習互動、遵守倫理規範、培養堅忍意志、滿足個人成就感及如何面對挫折，建立休閒運動技能，養成終身運動的健身習慣。體育課程會以這些為目標，訂定各年齡層適合的運動內容與標準，從小到大循序漸進。

體育課是以提升國民基本健康體能為主，而我們平時也可以多安排讓身體適能多元化的各種活動。不過，若家中有小孩的人，應避免讓孩童過早接受太高強度的技術性訓練，遵循身體成長規律，規劃適當的運動強度，來促進增生。

現在，民眾已經逐漸意識到運動對健康的重要性，跟

著流行的風潮積極參於各種體育活動，但如果沒有充分了解運動的本質，缺乏從事某運動時的基本概念、方法並搭配較為完整的輔助訓練機制，即貿然參加活動，雖然人們仍會隨著多次的接觸慢慢進步，同時得到滿足感，卻會在無形中**因為過度刺激，而產生疲勞、導致身體的負荷一步步累積，形成慢性傷害**。時間一久，很有可能造成局部機能短暫喪失或永久性的傷害。

換言之，目前少數想運動的人，拚命積極地參加活動，但可能會不小心忽視了運動強度適量的控制與均衡發展的重要性；而大部分缺乏運動習慣的人，卻又一心想透過藥物、食療或靜養的方式來養生，這些其實都不是正確的觀念。

若能將運動與衛生健康醫療結合，就能以極低的成本，有效改善每個人的健康狀況。透過閱讀本章，可用最治本的方式改善大家的身體適能，減少醫療費用支出、讓年長者擁有較好的身體素質，享受餘年較高的生活品質，便能減輕政府在各項照護資源上的負擔，比方說，只要每人每年因為身體更健康而少用一次健保卡，健保就可能減少幾百億元的醫療費用支出，長照亦是如此，這才是解決健保與長照政策財務危機的根本之道。

人體健康的泉源：營養、睡眠、運動

　　人體要維持健康，除了生命的基本三要素（陽光、水、空氣）之外，還需要攝取充足的營養、有充分的睡眠，以及適當的運動。接下來，將分別為大家說明這三者會對身體帶來哪些具體的影響。

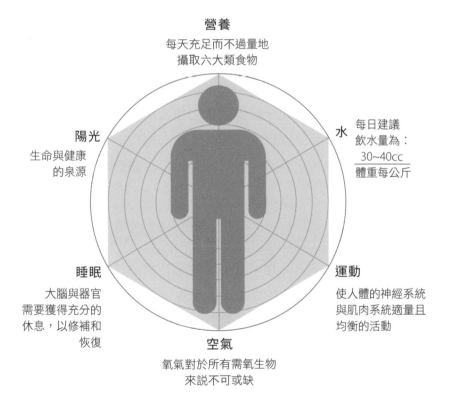

營養
每天充足而不過量地
攝取六大類食物

水
每日建議
飲水量為：
30~40cc
體重每公斤

陽光
生命與健康
的泉源

運動
使人體的神經系統
與肌肉系統適量且
均衡的活動

睡眠
大腦與器官
需要獲得充分的
休息，以修補和
恢復

空氣
氧氣對於所有需氧生物
來說不可或缺

◆ 營養

我們每日應適當攝取均衡的營養，以提供人體所需的能量來維持生命。由於現代生活型態進化轉變，使得外食族群逐年增加，飲食 容更偏向高熱量、高油脂、高糖，高鹽，造成肥胖人口與日俱增，慢性病罹患率也隨之逐漸成長。因此，正確的飲食習慣顯得更為重要，建議大家每天均衡且不過量地攝取六大類食物，不可偏食，如此一來，才能提供足夠的能量及各種必要的營養素，來保持身體機能的健康。

進食是不必經過任何的外在提醒，當人體飢餓時自然會出現生理上的警訊，催促我們必須及時補充能量，以維持身體正常運作，所以大家往往不會忽略它，只是容易過度攝取而造成脂肪囤積、形成肥胖，對身體健康帶來負面的影響。

◆ 睡眠

睡眠也和進食一樣，都不必經過任何的外在提醒，生理上會自然反應出疲困，也不太容易被忽視。通常經過一整天的活動之後，大腦與身體器官即會產生思緒越來越無法集中、活動能力下降甚至感到疲倦，所以必須透過睡眠或休息，讓身體恢復體力、增強抵抗力。

一個人若長期睡眠不足，容易產生記憶力減退、疲勞的情況，以及出現暴躁、沮喪等負面情緒，嚴重時甚至會影響免疫系統與內分泌功能。人類一生中將近有三分之一的時間都在睡覺（或休息），由此可見，適當的睡眠與休息對於恢復一天的疲累，有極大的重要性。

◆ 運動

人體器官、臟器會隨著時間成長茁壯，當到達最成熟階段後（男生約23歲、女生約21歲），人體的生理機能會逐漸萎縮老化。再加上現代人較為靜態的生活模式，我們的生理機能會更快速地萎縮、退化，行動能力減弱，並開始產生心血管慢性病症（代謝症候群）。但多數人都會以為這是正常現象，殊不知**可以透過適當的運動，來開發身體器官機能**，包含心肺功能，肌肉骨骼及反應協調功能等，最終得以提升免疫、代謝、循環系統，有效降低疾病風險、提高外在活動能力遲緩老化，以及改變生理狀況、維持較高的身體素質，讓我們更能夠承受職場繁忙工作所帶來的壓力，掌握辛苦創造的資產，享受天倫之樂。

至於評斷一個人健康與否，不該只用外在形態的壯碩、瘦弱來判定，而是有無良好的身體機能及健全的心智能力。無病無痛，身體適能足以應付生活中的各種活動，像是生活起居、工作能力、休閒育樂等需求，才代表這個

人生理上是健康的。除此之外，健康還包含心理層面上的滿足，對自己有信心和勇氣爭取勝利，具備承受失敗和挫折的態度等等。

🧠 如何讓身體適能均衡發展？

規律的生活作息、均衡營養的攝取、持續且適當地維持與促進各項身體適能等等，都可以幫助我們改善身體健康。然而，隨著現代科技進步，人類每天的身體活動越來越少，導致各項生理機能無法適當地運作。加上年齡增長及「坐式生活」，更引起生理機能逐漸萎縮、退化，包括最大攝氧量減少、心臟收縮動脈血輸出量降低、血壓增高、紅血球濃度降低、血脂肪濃度升高、鈣質流失、骨質密度減少、睪固酮含量降低、腦內神經傳導物質多巴胺以及肌肉內的肌凝蛋白、肌動蛋白量都會減少。甚至還會出現聽覺和睡眠變差、記憶力減退、味覺神經變得遲鈍等等。

至於現代人容易產生的文明病——**代謝症候群**，它更是各種心血管疾病的源頭。一經病變，所帶來的不只是個人的健康危機，還會造成自己失去職場競爭力、承擔更大的壓力與經濟負擔，進而影響生活品質。

可以試著想像自己擁有一個「帳戶」，除了物質上的

資產之外，其實還有一個「內在帳戶」也就是身體帳戶，它包含了外在的體態（身體組成）、內在機能狀況（心肺能力、肌力與肌耐力、柔軟度、協調敏捷與平衡），以及心理素質。而運動則是能夠幫助人們，為自己的「身體帳戶」存下更多積蓄。

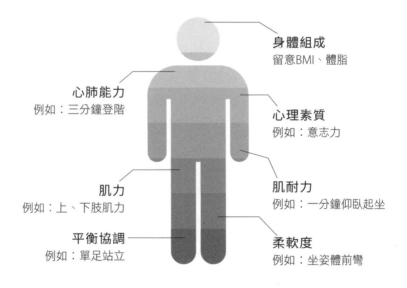

身體組成
留意BMI、體脂

心肺能力
例如：三分鐘登階

心理素質
例如：意志力

肌力
例如：上、下肢肌力

肌耐力
例如：一分鐘仰臥起坐

平衡協調
例如：單足站立

柔軟度
例如：坐姿體前彎

因此，我們應該更積極並有系統地按照科學依據，來管理身體各項機能與適能，主動依生長規律的變化、個別適能狀況，搭配均衡的營養攝取，選擇適合的運動種類（項目），並調配恰當頻率與強度及合宜的恢復機制，以

提升身體生理機能，延緩衰老現象。接下來將為大家做進一步的說明。

◆ 心肺能力

　　心肺功能是人體心臟收縮輸出帶氧動脈血至全身臟器提供養分，以及肺部吸入氣體攝氧的能力，兩者皆會直接影響全身器官正常運作及肌肉收縮能量的活動。因人體全身均須依賴氧氣，分解燃燒體內儲存的能量，轉換成ATP，供應器官及肌肉活動。氧氣由肺部吸入，故肺部容量大小及活動次數相對重要，而心臟則負責把氧氣透過血液循環系統輸送到全身各臟器，所以心臟收縮的能力會直接影響血液的流量。

　　因此，心肺功能包含了血液循環能力、心臟收縮跳動的強弱及肺活量，更是攸關人體存活最重要的功能。

　　良好的心肺能力，**可以增進心血管呼吸及代謝，並延緩疲勞的發生速度，促進日常生活機能的效益**。沒有運動（有氧心肺耐力訓練）習慣的人，由於心肺功能較差，每一次心臟收縮輸出帶氧的動脈血量低，細胞攝取到的氧氣較少，運動能力與疲勞忍受度自然會比較差，進而罹患慢性疾病的機率也更高，比方說，容易出現心血管疾病、內分泌系統疾病、呼吸系統病變。

◆ 肌力與肌耐力

人體關節支撐骨架及活動的能力，不像桌椅是用螺絲固定，而是附著在肌腱將其固定保護，關節活動有賴於肌腱、肌肉的伸張與收縮，才能活動並支撐軀幹，因此，肌肉的力量是人體從事其所有活動的基礎。

保持良好的肌力和肌耐力，對促進健康、預防傷害、活動能力與提高工作效率都有很大的幫助。肌力與肌耐力強，控制身體活動的能力就強，還可以大幅減低疲勞的產生。相反地，當肌力和肌耐力衰退時，肌肉本身往往難以勝任日常活動及緊張的工作負荷量，而容易產生肌肉疲勞及疼痛。

◆ 柔軟度

柔軟度是指關節可以活動的幅度大小，擁有良好的柔軟度能讓你對動作的隨意支配能力更加精確，活動的範圍也能因此增加，不只可以提升運動的效率，還將降低運動傷害的發生，特別是肌肉拉傷。

而柔軟度不好的人，會導致肌肉纖維僵硬與神經傳導遲緩，進而影響到人體代謝的能力。現代人常常固定一個姿勢不動，例如：上班族長時間坐在電腦前，造成肌肉萎縮退化僵硬，常發生轉身拿個東西或彎腰撿個東西，腰就

扭傷、拉傷。柔軟度不足所造成的傷害，可以說是高科技發展之下，人類長期處在較為靜態的生活模式中所產生的文明病。

◆ 協調敏捷

協調敏捷與人體內的神經系統、肌力系統有關，一個人的神經傳導速度越快、肌力越強，反應與節奏控制的能力就越高。

如果協調能力不好，就會出現手腳不協調，也就是運動神經反應不發達的情況。在一般生活作息環境下，如碰到較為緊急的危難，容易手忙腳亂、反應不及而造成傷害，這往往也是協調敏捷不佳所造成的。

人體透過訓練，可以增強神經反應的速度，克服手腳不協調。另外，協調敏捷性高的人，在運動過程中較不會做出多餘的動作，也能因此得到更好的效益，減少且避免受傷。

◆ 心理素質

由於身體體能的增進及運動技術的學習，需要長時間的訓練適應及經驗累積才會有成效，所以藉由長時間持續的努力，在運動過程中可同時培養人們堅強的意志力以及拚搏精神。當然，體能強化、技術增進對於爭取勝利的信

心和勇氣都有幫助，平時承受失敗和挫折的忍受度也會增加。再加上訓練與運動規則的規範，在無形中也會讓人培養出組織性、紀律性，同時還能增進對團體的責任感與榮譽感。

　　由此可見，運動除了增進體能素質之外，也能有效幫助我們提升心理素質。

🧠 讓你保持健康的週間運動規劃

◆ 給初學者

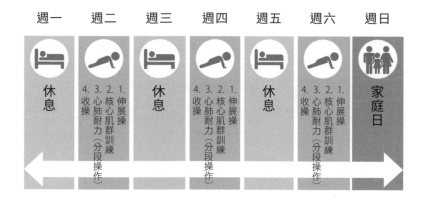

週一	週二	週三	週四	週五	週六	週日
休息	1. 伸展操 2. 核心肌群訓練 3. 心肺耐力（分段操作） 4. 收操	休息	1. 伸展操 2. 核心肌群訓練 3. 心肺耐力（分段操作） 4. 收操	休息	1. 伸展操 2. 核心肌群訓練 3. 心肺耐力（分段操作） 4. 收操	家庭日

・初學者每週建議先以三次運動頻率（動一天、休息一天）為搭配。

- 以心肺基礎耐力為主要訓練內容，搭配輕量肌力訓練（含柔軟伸展操）。
- 可先執行4～6週，且需要安排適當的恢復（休息）時間。

♦ 給進階者

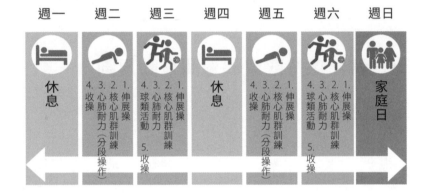

週一	週二	週三	週四	週五	週六	週日
休息	4.收操 3.核心肌群訓練 2.伸展操 1.心肺耐力（分段操作）	4.收操 3.核心肌群訓練 2.伸展操 1.球類活動 5.收操	休息	4.收操 3.核心肌群訓練 2.伸展操 1.心肺耐力（分段操作）	4.收操 3.核心肌群訓練 2.伸展操 1.球類活動 5.收操	家庭日

- 階者建議每週以四次運動頻率（動兩天、休息一天）來搭配。
- 同樣以心肺基礎耐力為主要訓練內容，再搭配核心或重訓肌力訓練，連續運動兩天中，可安排一天增加球類活動（40～60分鐘），同時也需要有適當的恢復（休息）時間。

🧠 讓你快速上手的運動內容菜單

　　有了以上分別給初學者和進階者的運動週間規劃，讓讀者們可以漸漸養成習慣之外，我們接下來將進一步透過動作分解的方式，來為大家示範伸展操、訓練核心肌群、收操的建議動作內容。

◆ 伸展操

- 1～5的動作，是為了先行將身體大關節部位肌群，用旋轉方式來逐漸放鬆，每個動作可以進行大約4個八拍。

- 6～14的動作，每個動作伸展至感覺該部位肌群些微緊繃，持續維持10～15秒即可。

- 每個動作在操作時，請記得維持流暢呼吸，切勿閉氣進行。

- 所有動作請依自身目前能力狀況，照正確動作操作，勿過度勉強。

1. 頸部活動　（前後左右之後，旋轉幾圈）

❶

頸部向前

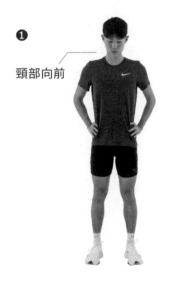

❷

頸部向後

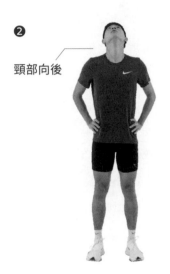

❸

頸部朝左

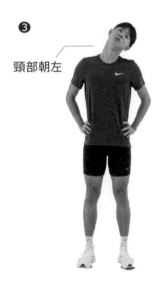

❹

頸部朝右

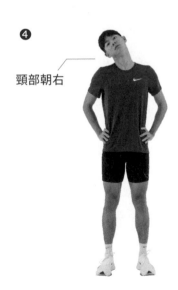

2. 肩關節活動

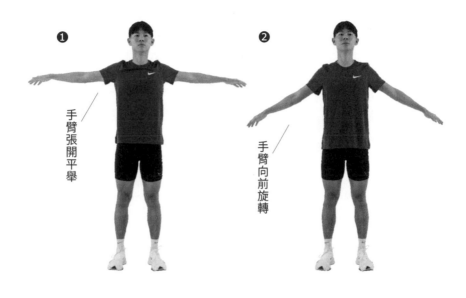

❶ 手臂張開平舉

❷ 手臂向前旋轉

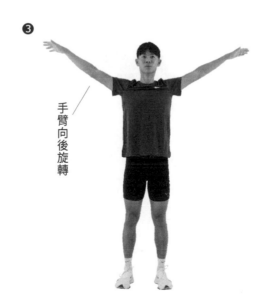

❸ 手臂向後旋轉

3. 腰部活動

❶

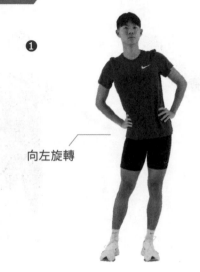

向左旋轉

❷

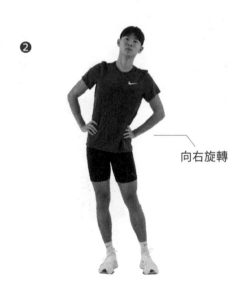

向右旋轉

4. 膝關節活動

❶

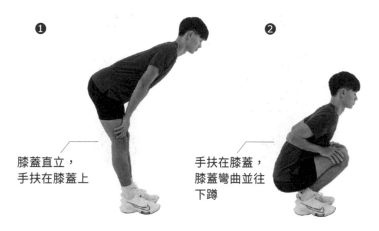

膝蓋直立，
手扶在膝蓋上

❷

手扶在膝蓋，
膝蓋彎曲並往
下蹲

❸

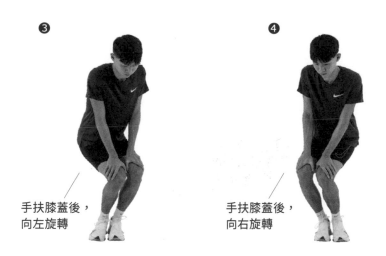

手扶膝蓋後，
向左旋轉

❹

手扶膝蓋後，
向右旋轉

5. 踝關節活動

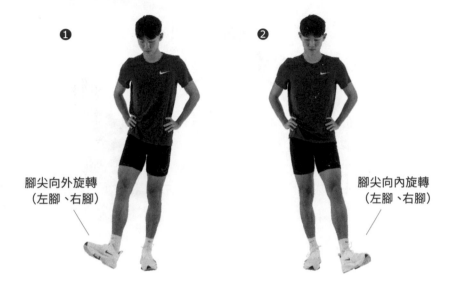

❶ 腳尖向外旋轉
（左腳、右腳）

❷ 腳尖向內旋轉
（左腳、右腳）

6. 直立前彎

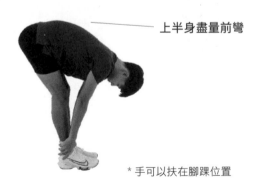

上半身盡量前彎

* 手可以扶在腳踝位置

7. 交叉前彎

❶

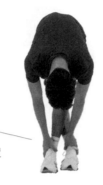

左腳在前，
上半身自然垂下

* 手可以扶在腳踝位置

❷

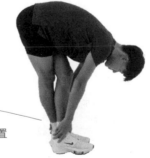

右腳在前，
上半身自然垂下

* 手可以扶在腳踝位置

❶
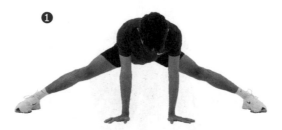
雙腳打開之後,雙手往前撐地

❷
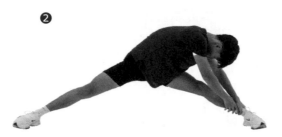
雙腳維持打開,兩隻手扶在左腳踝位置

❸
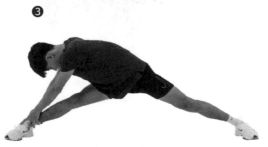
雙腳維持打開,兩隻手扶在右腳踝位置

❶

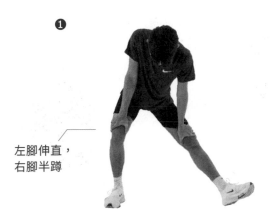

左腳伸直，
右腳半蹲

❷

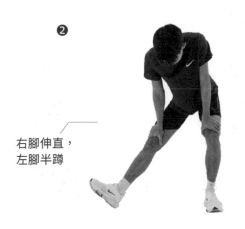

右腳伸直，
左腳半蹲

10. 全蹲

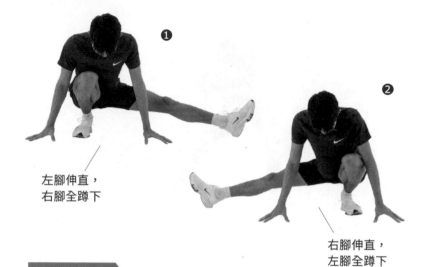

❶

❷

左腳伸直，
右腳全蹲下

右腳伸直，
左腳全蹲下

11. 弓箭步

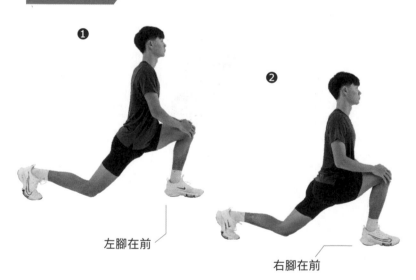

❶

❷

左腳在前

右腳在前

12. 推牆 （進行直膝、屈膝兩組）

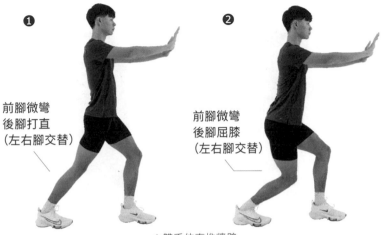

❶ 前腳微彎
後腳打直
（左右腳交替）

❷ 前腳微彎
後腳屈膝
（左右腳交替）

＊ 雙手伸直推牆壁

13. 十字拉伸

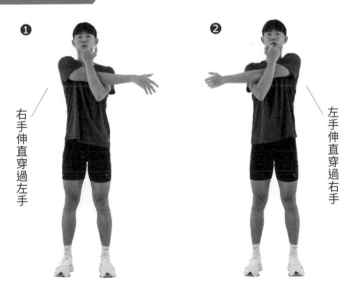

❶ 右手伸直穿過左手

❷ 左手伸直穿過右手

14. 肘壓

❶
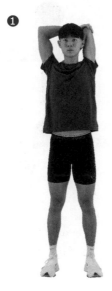

❷
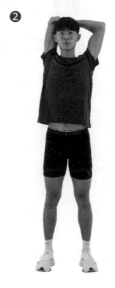

右手在上，往後壓左手肘　　　　　左手在上，往後壓右手肘

◆ 核心肌群訓練

- 初學者建議先從靜態的肌力訓練開始，一週至少進行2次，每個動作以至少做3組為原則，2～3週後可以增加持續時間或操作次數。

- 待身體較為習慣以後，可進入動態的練習，可依照自身體能調整訓練次數。

1. 伏地挺身　（靜態／動態）

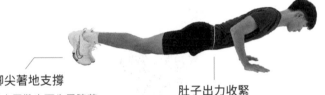

以腳尖著地支撐
* 若太困難也可先用膝蓋
　著地來完成動作

肚子出力收緊

2. 俯撐提臀　（靜態／動態）

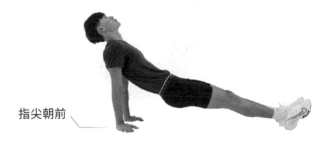

指尖朝前

3. 仰臥提背　（靜態／動態）

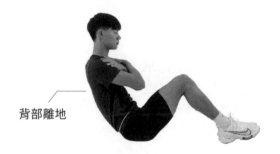

背部離地

4. 屈膝仰起　（動態）

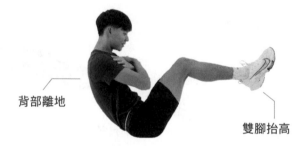

背部離地

雙腳抬高

5. V 字仰起　（動態）

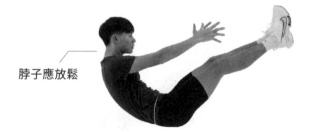

脖子應放鬆

6. 仰臥屈膝提臀 （靜態／動態）

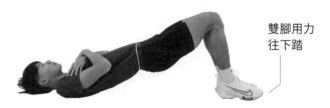

雙腳用力
往下踏

7. 單腳直膝提臀 （靜態）

雙手抱胸
並且放鬆

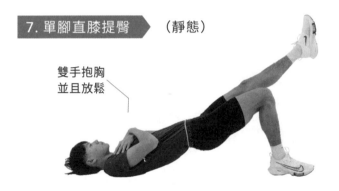

8. 單腳直膝提臀 （動態）

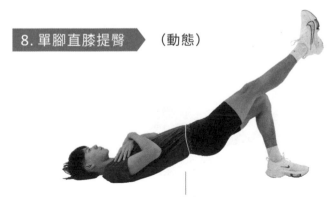

背部至大腿呈一直線

9. 單臂側提臀

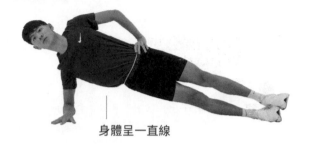

身體呈一直線

10. 側稱提腿（左、右）　（靜態）

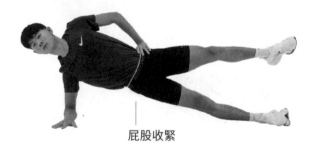

屁股收緊

11. 側稱提腿（左、右）　（動態）

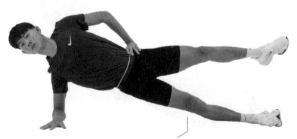

下面的腳可以先從彎曲開始，
等進階後再挑戰伸直

12. 平板支撐

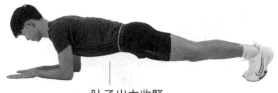

肚子出力收緊

13. 平板提腿（左、右） （靜態）

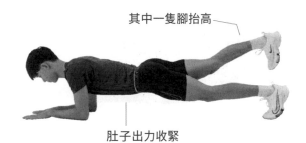

其中一隻腳抬高

肚子出力收緊

14. 平板提腿（左、右） （動態）

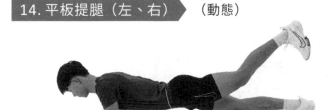

肚子出力收緊

15. 單手單腳跪撐（左、右）

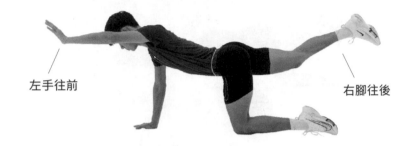

左手往前　　　　　　　　　　　右腳往後

16. 單手腳弓身（左、右）

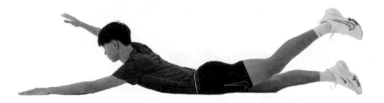

單手單腳上提，左右邊交換

17. 雙手雙腳弓身　（靜態／動態）

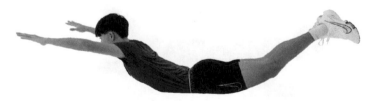

雙手雙腳同時上提

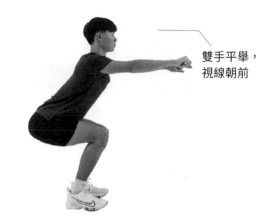

18. 蹲式 （靜態／動態）

雙手平舉，
視線朝前

◆ 收操（緩和活動）

- 1～8的動作，每個動作伸展至感覺該部位肌群些微緊繃，若是當作運動前伸展則持續維持10～15秒即可，如果為運動後放鬆的收操，每動作請持續20～30秒。

- 每個動作在操作時，請維持流暢呼吸，切勿閉氣。

- 所有動作請依自身目前能力狀況，照正確動作操作，勿過度勉強。

1. 雙腳併攏前彎

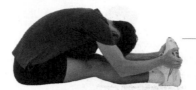

手指若碰不到腳底，
也可以停在腳踝附近

雙腿盡量打直

2. 屈膝（左、右）前彎

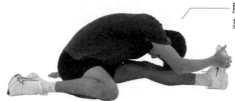

胸部盡可能
靠近大腿

3. 屈膝（左、右）後躺

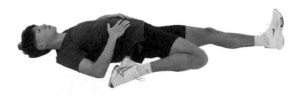

身體貼於地面，腰部可留些許空隙，
不需刻意彎曲背部

4. 抱膝（左、右）

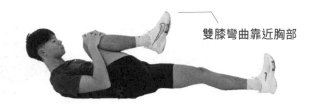

雙膝彎曲靠近胸部

5. 握踝直膝（左、右）

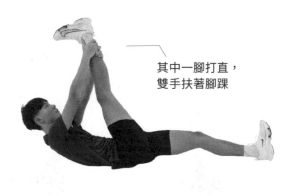

其中一腳打直，
雙手扶著腳踝

6. 腳掌相對抱腳前彎

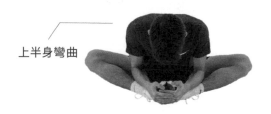

上半身彎曲

7. 雙腳交叉前彎（左、右）

雙手扶著腳底，
上半身彎曲

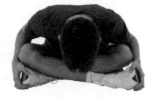

8. 單腳屈膝轉體（左、右）

❶

腰部向左轉

❷

腰部向右轉

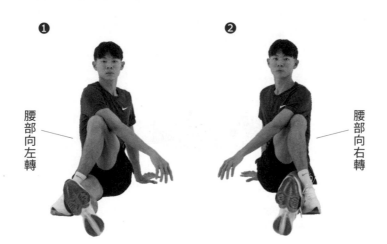

適合現代人的運動處方

除了和讀者分享正確的運動觀念,從人體生理學、醫學、運動訓練法等角度,讓大家充分理解身體活動(運動)對人體健康的重要性之外,接下來將協助讀者依個人身體素質及生活型態,重新擬定規律、適當頻率且符合個人強度的運動習慣,並依循正確的科學訓練方法來執行。

當然,在這之中,更需要有堅定的意志力,才能規律且持續地進行。

◆ 期程規劃

大週期	每 2 ～ 4 個月(8 ～ 16 週)劃分為大週期。
中週期	以 2 ～ 8 週為中週期。
小週期	以一週(7 天)為小週期。

◆ 運動內容百分比

心肺功能(有氧耐力:快走/慢跑/自行車)	40 %
肌力、肌耐力(無氧能力:核心肌群/上下肢肌群/專項肌群)	30 %
柔軟性(伸展操/緩和(收)操/瑜伽)	15 %
協調、敏捷、平衡(各項球類活動/舞蹈)	15 %

◆ 運動頻率、強度

次數	每週運動次數 3 次以上（活動一天休息一天搭配）。
有氧耐力訓練強度（每分脈搏數範圍）	（220－年齡）×0.7＝強度±5次／分。
肌力訓練	先從核心肌群著手，再以最大肌力 50% 以下負荷（肌耐力）為先，接著逐漸增加負荷百分比，訓練不同肌力。

◆ 運動時間與地點

運動時間	以不影響生活作息及休息（睡眠）為主，每次 60 分鐘以上。
地點	先了解場地狀況，以方便、安全、舒適為主。
流程	熱身活動（伸展操）、運動內容操作、緩和運動。

◆ 慢跑的方式

以漸進適應方式，逐漸增加慢跑時間及慢跑速度。

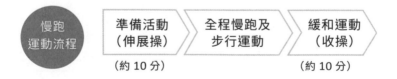

慢跑運動流程　準備活動（伸展操）（約 10 分）　全程慢跑及步行運動　緩和運動（收操）（約 10 分）

給新手的慢跑規劃 ⇒

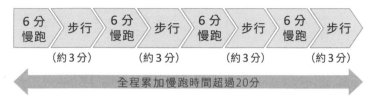

- 慢跑時每分鐘脈搏數，請維持在最佳心跳率（[220－年齡] × 0.7 ＝強度±5次／分）範圍內。
- 每週可進行2～4次，以隔天休息方式進行為佳。
- 依上述建議慢跑時間先適應2～3週後，再將每趟慢跑時間逐漸加長到7、8、9分鐘等，但組數可隨之減少。
- 步行休息時讓每分鐘脈搏（心跳）恢復至約95次左右，即可進行下一趟慢跑。

給進階者的慢跑規劃 ⇒

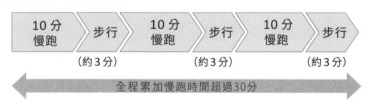

- 慢跑時每分鐘脈搏數，請維持在最佳心跳率範圍內。
- 每週可進行3～5次，建議以進行兩天後休息一天方式。
- 依上述建議慢跑時間先適應3～6週後，可將每趟慢跑時間逐漸加長至12、15、18、20分鐘等，但組數可隨之減少。
- 步行休息時讓每分鐘脈搏（心跳）恢復至約90次左右，即可進行下一趟慢跑。

給中階者的慢跑規劃 ⇒

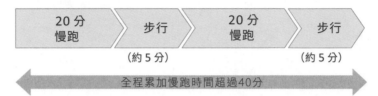

- 慢跑時每分鐘脈搏數,請維持在最佳心跳率範圍內。
- 每週可進行3~6次。
- 依上述建議慢跑時間先適應4~6週後,可將每趟慢跑時間逐漸加長至22、25、30分鐘等,但組數可隨之減少。
- 步行休息時讓每分鐘脈搏(心跳)恢復至約90次左右,即可進行下一趟慢跑。

給高階者的慢跑規劃 ⇒

持續 30 分以上慢跑

- 慢跑時每分鐘脈搏數,請維持最佳心跳率範圍內。
- 每週可進行3~6次。
- 依上述建議慢跑時間先適應4~6週後,可將每趟慢跑時間逐漸加長至40、50、60分鐘以上等。

◆ 重量訓練負荷強度及效益

- **訓練方法**：可徒手以體重負荷動作阻力訓練（核心肌群）或利用重量訓練器材。

- **運動頻率**：建議隔天訓練的效果較佳。

- **動作部位**：以身體全面性肌群為主，分臂部、肩部、胸部、腹肌、背肌、下肢、臀部區分，選擇8～12組動作訓練，全面性同時加強。遵循先練大肌肉，後練小肌肉，對稱肌群兼顧訓練，且注意前後動作應避免使用同一肌群原則。

- **動態（等張*）肌力訓練負荷效益：**

最大肌力的 90% 以上	改善神經支配能力的訓練。
最大肌力的 70 ～ 80%	使肌肉增粗，發展肌肉力量的訓練。
最大肌力的 60 ～ 70%	有效提高肌肉力量、速度和耐力的訓練。
最大肌力的 50% 以下	發展肌肉耐力的訓練。

- **重量負荷強度**：建議初學者至少需要有4～6週，以全面性肌群60%以下的負荷強度，15～30次動作次數，

---

* 肌肉收縮的型態，分為等長收縮、等張收縮等。等長收縮，指的是肌肉長度不變，有持續出力的狀態，例如舉啞鈴固定在一個有張力的角度撐住不動，又稱為靜態訓練。而等張收縮，指的是肌肉長度改變，而張力不變的狀態，又稱為動態訓練。

進行2～4組來反覆先行適應訓練，再逐漸加重自己的
練習強度。

建議重量負荷強度	動作次數	反覆組數
30% ～ 50%	30 ～ 20 次	2 ～ 4 組
55% ～ 70%	20 ～ 15 次	2 ～ 4 組
75% ～ 85%	12 ～ 6 次	3 ～ 6 組
90% ～ 100%	5 ～ 1 次	3 ～ 6 組

◆ 注意事項

- 進入重量室請更換清潔球鞋、攜帶毛巾、水及多帶衣物更換保暖。
- 請確實施行運動前的伸展操，及運動後的緩和運動（收操）。
- 請先了解動作操作方式，確定負荷重量再進行操作。
- 建議重量訓練頻率每週2～5次（可隔天休息）。
- 肌力、肌耐力訓練，請選擇全面性肌群動作（上肢、腹、背、下肢）操作。
- 所有動作負荷及次數均需循序漸進，由輕而重，次數與組數由少而多。
- 運動處方中的動作內容、負荷及次數可自行調整。

- 前後動作選擇，請勿重覆同部位肌群操作，應交替選擇操作。
- 動作操作中，每個動作配合一次呼吸（用力時呼氣、還原時吸氣）。
- 每個動作完成後，必須稍作放鬆，休息1～2分鐘再做下一動作。
- 所有動作可依序循環做一次後，再依序做下一組，亦可每動作連續做完3～6組後，再做下一動作。
- 建議每25～30分，適時補充約150cc～200cc的水分。
- 運動中如感覺身體不適，請立即停止，並告知周邊人員或就醫。

◆ 訓練後的恢復

　　運動後產生疲勞是正常的現象，從生理角度來看，這也是一種保護身體的機制，然而，如果運動後沒有妥善地消除疲勞，就會隨著一次次地累積造成過度疲勞。因此，依照各種訓練內容、方法，合理地讓身體恢復，是非常重要的。

　　其中，最簡單的方法就是**沐浴**，由於溫度的刺激，可以加速身體的血液循環，促使體內的廢物代謝出去。還可以透過**緩和操**，讓活動量逐步減緩、舒緩心跳，來幫助心血管系統從劇烈的運動中，恢復到平穩的狀態，除了有助

於清除運動所產生的代謝廢物，還能讓緊繃的肌肉漸漸放鬆，減少運動傷害。

此外，藉由運動後的**物理治療**，像是按摩或超音波等治療儀器，來緩解肌肉痠痛與僵硬的狀況。適度的按摩除了可以加速身體的修復，還能增強關節韌帶的彈性等。

當然，運動後因為人體水分及能量皆有所消耗，我們也應該**適度補充營養**，像是攝取因流汗而流失的水分與電解質，並且多補充蛋白質和碳水化合物。

將運動融入你的日常生活

總結來說，運動可以幫助人體活動神經系統與肌肉，而適量且均衡的活動又可以使身體器官及其他臟器獲得良好的功能反應，亦可以帶動各種機能產生以多重效益。當人體從事不同運動時，如跑步、游泳、籃球、自行車等，身體的各項適能（如心肺功能、肌力、肌耐力、柔軟度、協調、敏捷、平衡、準確等）會獲得刺激而產生變化。由此可見，運動是影響人體健康不可或缺的關鍵。

建議大家將日常的運動行為融入生活中，使它變成一種習慣，這必定能延緩身體器官的退化、逆轉生理機能，

讓你的身體適能狀態比同年齡的人更好，進而提升學習能力與職場工作效率、提高生活品質。

人們常說：「要活就要動。」

對於人體來說，不是只有保健和預防，更重要的是要能夠「促進」身體健康，也就是我們應該更積極地管理身體適能、活化機能、促進生理運作能力以達到更健康的效益。雖然人體的老化難以避免，但是可以透過適當的身體活動（即運動），來**維持及促進臟器的正常機能、延緩老化的速度**，讓年長者也能擁有年輕時的身體活力。

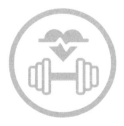

逆轉發炎體質

——終結自律神經失調、精神不濟、消化不良等問題，還你年輕不生病的身體

作　　者｜陳俊如
文字協力｜簡坤鐘（第九章）

責任編輯｜李雅蓁 Maki Lee
責任行銷｜袁筱婷 Sirius Yuan
封面裝幀｜李涵硯 Han Yen Li
版面構成｜譚思敏 Jing Huang
校　　對｜許芳菁 Carolyn Hsu

發 行 人｜林隆奮 Frank Lin
社　　長｜蘇國林 Green Su

總 編 輯｜葉怡慧 Carol Yeh
主　　編｜鄭世佳 Josephine Cheng
行銷主任｜朱韻淑 Vina Ju
業務處長｜吳宗庭 Tim Wu
業務主任｜蘇倍生 Benson Su
業務專員｜鍾依娟 Irina Chung
業務秘書｜陳曉琪 Angel Chen
　　　　　莊皓雯 Gia Chuang

發行公司｜悦知文化　精誠資訊股份有限公司
地　　址｜105台北市松山區復興北路99號12樓
專　　線｜(02) 2719-8811
傳　　真｜(02) 2719-7980
網　　址｜http://www.delightpress.com.tw
客服信箱｜cs@delightpress.com.tw
ISBN：978-626-7406-40-3
初版一刷｜2024年03月
建議售價｜新台幣360元

國家圖書館出版品預行編目資料

逆轉發炎體質：終結自律神經失調、精神不濟、消化不良等問題，還你年輕不生病的身體／陳俊如著. -- 初版. -- 臺北市：悦知文化 精誠資訊股份有限公司, 2024.03
208面；14.8×21公分
ISBN 978-626-7406-40-3（平裝）
1.CST：慢性疾病 2.CST：中醫診斷學 3.CST：健康法

413.3　　　　　　　　　　1113001349

本書若有缺頁、破損或裝訂錯誤，請寄回更換
Printed in Taiwan

悦知文化
Delight Press

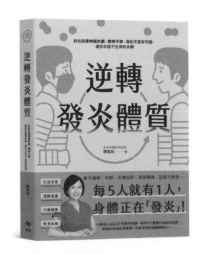

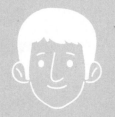